DE LA SANTÉ

DES TROUPES

A LA GRANDE-ARMÉE,

Par le premier Médecin et le Chirurgien en chef, Inspecteurs généraux du service de santé des armées, Officiers de la Légion d'Honneur.

> Curæ sagaces
> Expediunt per acuta belli.
> Hor. Lib. 4, Od. 3.

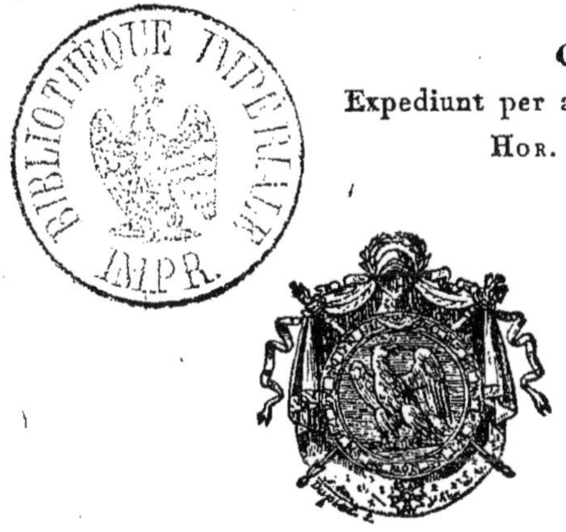

STRASBOURG,

DE L'IMPRIMERIE DE LEVRAULT.

1806.

ORDRE

POUR CETTE PUBLICATION.

Recommandations aux Officiers de santé.

En l'an 4 de cette ère *impérissable* qui n'a pu atteindre son troisième lustre, parce que la fin déplorable d'une époque malheureuse devoit être compensée par un siècle dont le bonheur complétera la gloire, celui qui n'étoit encore connu que sous le nom du héros d'Italie, daigna honorer de son approbation, déjà bien flatteuse, des *Avis sur la santé des troupes*[1], qu'il initioit à l'art des triomphes, devenu, sous son empire et sous son commandement, l'exercice habituel du soldat français.

Les principes de cet écrit, puisés

---

[1] Avis sur les moyens de conserver ou de rétablir la santé des troupes à l'armée d'Italie, par les Inspecteurs généraux du service de santé des armées, Prairial an IV.

dans les sources les plus pures de l'observation, sont presque tous applicables à la Grande-armée. Cette considération a déterminé M. l'Intendant général à proposer à S. A. S. le Prince Major-général d'ordonner l'impression d'un extrait de cet ouvrage, et de charger le médecin et le chirurgien inspecteurs généraux du service de santé, « de « modifier cet extrait d'après les cir- « constances dans lesquelles se trouve « la Grande-armée. »

Empressés de justifier la confiance d'un administrateur dont le zèle et l'expérience égalent les lumières, jaloux de seconder les intentions du Prince chez qui la bienfaisance ne le cède ni aux talens ni à la valeur, les rédacteurs de cet extrait conserveront, autant que possible, le texte de l'écrit primitif. Mais les conséquences des mêmes principes ne peuvent être identiques lorsqu'il s'agit d'en faire l'application à des circonstances opposées. Aussi, dans cet extrait, ne se permettra-t-on d'autres suppressions, d'autres additions, d'autres changemens, que ceux que nécessitent la différence des climats et le mode actuel du service.

Cette réserve, ce respect du droit d'autrui, auxquels les rédacteurs tiennent par inclination autant que par devoir, ils n'hésitent pas de les recommander à leurs collaborateurs.

Les fonctions d'officier de santé aux armées ont, dans chaque grade, un but d'utilité assez marquant pour que chacun puisse jouir du plaisir attaché à l'observance de ses devoirs et aux témoignages de la satisfaction de ses chefs. Mais c'est aux dépens de l'ordre que des hommes sans mission, profitant de quelques circonstances spéciales à leur position, se permettent de généraliser des conseils dont ils ne doivent jamais prendre l'initiative sans l'aveu des chefs, plus susceptibles d'évaluer et le fonds et l'à-propos de ces publications.

Quant aux rapports particuliers, lorsqu'ils n'ont pas un caractère d'urgence pour solliciter des ordres immédiats de l'autorité, ils ne forment, dans l'échelle hiérarchique, que des solutions de continuité aussi défavorables dans leurs effets que dans l'opinion.

A plus forte raison convient-il à celui qui se respecte et qui doit respecter dans ses pareils le ministère qu'il exerce, de s'interdire les écrits polémiques dans lesquels la malignité trouve toujours son compte aux dépens des deux parties, parce que les intérêts de l'amour propre n'y sont que trop souvent en opposition avec ceux de la vérité et de la décence.

C'est en donnant eux-mêmes l'exemple de ces convenances, que les inspecteurs-généraux engagent leurs collaborateurs à y persévérer, et qu'ils conjurent le petit nombre de ceux qui s'en sont écartés, de le faire oublier par des procédés plus prudens.

DE LA SANTÉ
DES TROUPES
A LA GRANDE-ARMÉE.

VUES GÉNÉRALES.

DONNER à la Grande-armée une marque de l'intérêt qu'elle inspire ; tracer les premières notions sur la situation et les qualités physiques des contrées qui, destinées à prolonger le théâtre de sa gloire, ne doivent pas devenir celui de sa destruction; épargner ou faciliter aux officiers de santé de cette armée, des recherches sur les moyens, appropriés au climat et à la saison, de conserver la santé dans les camps et dans les marches, ou de la rétablir dans les hôpitaux[1] : tel fut, dans ces simples notes, l'objet que se proposèrent, en l'an 4, les inspecteurs généraux du service de santé; tel est celui que se proposent les rédacteurs de cet extrait.

---

[1] Avert. des *Avis sur les moyens*, etc.

Ils répéteront, d'après leurs collègues, que « sur des matières aussi importantes « ils n'ont eu, ils n'ont pu avoir, ni l'in- « tention de tout dire, ni même la pré- « tention de n'avoir omis rien d'essentiel. »

Mais s'ils en ont dit assez pour ceux qui sauront recourir aux sources pré- cieuses dont on leur rappelle le souvenir, si dans le nombre des objets plus connus la mention d'un seul peut tourner à la conservation des soldats de l'EMPEREUR ET ROI, le vœu des inspecteurs seroit encore rempli.

POSITIONS de l'armée des Côtes. Les troupes dont s'est composée la Grande-armée venoient principalement de celle des Côtes. Celle-ci fut divisée en divers camps, dont les uns avoient long-temps occupé des sites bas et maré- cageux, d'autres des positions élevées ou à mi-côte, communément très-salubres : cependant les vents de mer y souffloient fréquemment, quelquefois violemment ; mais on n'ignore pas qu'ils sont plus incommodes que mal-sains. Presque tous les camps s'étoient fait remarquer par leur bonne exposition. La construc- tion des barraques avoit été si bien concertée, leur direction ménagée avec une telle intelligence, que plusieurs de ces camps sont devenus de très-beaux villages, et que *Vimereux* compte au nombre des villes maritimes du Pas-de-Calais.

Les réserves de grenadiers et de cavalerie, répandues jusques à Arras et Compiègne, avoient eu, encore plus que les autres troupes, la facilité de se procurer les objets nécessaires à la vie. En aucun endroit, les uns ni les autres n'avoient été privés de la ressource des légumes frais, pas même aux différentes époques d'embarcations. — des réserves de grenadiers et de cavalerie.

Le 1.ᵉʳ corps avoit occupé le Hanovre depuis la conquête, et dans ce pays il n'avoit été exposé à aucune privation essentielle. — de l'armée d'Hanovre.

Le 7.ᵉ corps avoit éprouvé, en assez peu de temps, une double transition dont l'influence auroit pu donner des craintes relatives à la santé : c'est après un été passé à Bayonne et suivi d'un hiver à Brest, que ce corps fut appelé à la Grande-armée. — du 7.ᵉ corps.

Dès les premiers jours de Vendémiaire,

toutes ces troupes affluent sur les bords du Rhin, traversent précipitamment le fleuve à différentes hauteurs.... A peine sont-elles parvenues sur sa rive droite, que ces élémens se confondent, se pénètrent, deviennent en quelque sorte homogènes, et que l'ensemble prend le caractère du génie qui l'anime : *mens agitat molem.* L'harmonie annonce la main qui dirige une marche, pénible sans doute, singulièrement rapide, entreprise et continuée avec des conditions atmosphériques fâcheuses, mais sous les auspices les plus favorables, ceux des victoires les plus multipliées, auxquelles chacun est impatient de prendre part. C'est alors qu'environnés de traits de bravoure et de force, tous crurent que le courage rend invulnérable : c'est alors qu'avançant à pas de géans dans le chemin de la gloire, ils se rendirent en quelque sorte insensibles aux influences de la fatigue, du climat, et d'une saison qui fut très-rigoureuse aux approches et au temps de la décisive et mémorable bataille d'*Austerlitz.*

Tirons le rideau sur les victimes des blessures essentiellement mortelles, et de celles qui le devinrent par les accidens consécutifs. HONNEUR AUX MANES DE CES BRAVES ! Déplorons le sort de ceux que des transports nécessités par l'affluence ; des encombremens inévitables dans les hôpitaux regorgeant, pour ainsi dire, au moment même de leur création subite, et des privations, peut-être , ont précipités au tombeau, pour des maladies, hélas ! auxquelles ils eussent échappé avec des données moins fatales. Ces malheurs ont été ceux de la terrible époque à laquelle nos collaborateurs marquèrent parmi les victimes dans une proportion effrayante, aussi douloureuse pour nous et pour leurs familles, qu'honorable pour leur mémoire. *Malheurs inévitables.*

Substituons promptement à ces tristes souvenirs le consolant tableau de la santé dont la Grande-armée a joui pendant le cours du printemps et de l'été derniers. Sans le résidu des chroniques incurables que l'hiver n'avoit pas terminées , nos hôpitaux, singulièrement réduits, eussent été en grande partie inutiles. Dans les deux saisons suivantes, à peine a-t-on compté un cinquantième de malades sur le nom- *Condition actuelle de la Gr. armée.*

bre des combattans : proportion presque inouie en France dans les années des constitutions les plus heureuses.

Quant au nombre des morts comparé à celui des malades, il a été infiniment en-deçà de tous les calculs ordinaires que la probabilité fonde sur l'expérience.

A quelle heureuse réunion de circonstances attribuer l'aspect intéressant de santé et de vigueur que présente maintenant la Grande-armée ? Plusieurs causes *Quelles en* morales y ont contribué : le sentiment *sont les causes* encore tout récent de ses succès, l'heureuse illusion qui a soutenu l'espoir de *morales,* participer aux fêtes triomphales, les bons procédés, la confiance établie par les devoirs mutuels d'hospitalité chez des peuples amis et surtout dans le royaume de Bavière. Les conditions physiques qui ont concouru au même résultat, sont : la sé-*physiques.* rénité du printemps, les chaleurs modérées de l'été, la récurrence des orages et des grands mouvemens imprimés à l'atmosphère, des habitations commodes, des vêtemens convenables, des alimens sains, des exercices modérés.

La Grande-armée se trouve depuis plus

de six mois entre le 47.ᵉ et le 5o.ᵉ degré
de latitude, et les 6.ᵉ et 11.ᵉ degrés de lon-
gitude, S. E. méridien de Paris; circonscrite par le lac de Constance, l'Inn, le
Danube, le Necker, le Mein et le Rhin.
Devenoit-il indifférent pour la santé des
divers corps qui la composent, d'être pla-
cés entre les montagnes de la Suisse et le
prolongement de celles du Tyrol, en Styrie et en Carinthie, ou dans les pays bas
et découverts de la Souabe? d'être can-
tonnés à la proximité et quelquefois au-
dessous du niveau des grands fleuves, ou
d'habiter les collines des pays vignobles?
de séjourner long-temps au milieu des
campagnes, avec une manière de vivre
plus conforme à la nature, ou d'habiter
les villes, dont les mœurs tendent sans
cesse à s'altérer par l'effet des grands rassemblemens?

Cependant le caractère essentiel des
maladies a été le même pour tous, et ce
n'est que dans les modifications qu'on a
pu reconnoître quelque différence sen-
sible entre les malades provenant des divers corps. A quelle cause semble se rap-
porter cette espèce de parité? C'est au ca-

ractère national, dont l'heureuse empreinte ne s'efface en aucun lieu de la terre. Il permet au Français d'imiter ce qu'il trouve à sa convenance, mais jamais de s'asservir complétement aux usages des pays qu'il parcourt, lorsque ces usages sont uniformes comme en Allemagne, lorsqu'ils sont exclusifs, lorsqu'ils le privent de cette liberté illimitée de régime, si familière chez nous dans toutes les classes de la société? Aussi avons-nous vu l'homme sans instruction se conduire, par instinct, de la même manière que celui dont l'éducation et les connoissances dirigent la conduite. C'est ainsi qu'en Allemagne, sans étude comme sans réflexion, le soldat français s'est précautionné contre l'usage immodéré des végétaux relâchans et acescens, de la même manière qu'il éviteroit en Angleterre l'excès du régime animal.

Il n'a pas même souffert que la dangereuse influence de la chaleur excessive des poëles, et de l'habitude de prévenir le renouvellement de l'air dans l'intérieur des maisons, l'atteignît. Il a constamment réprouvé et repoussé l'usage de ces plu-

Effets du caractère national.

mes dans lesquelles l'habitant de l'Allemagne se livre à un sommeil plus susceptible d'épuiser ses forces que de les réparer. C'est ainsi qu'au milieu de l'épidémie
catarrhale qui s'est étendue l'hiver dernier sur les naturels des pays occupés par
les Français, ceux-ci en ont été presque
tous préservés, parce que leur caractère
national les avoit, en quelque sorte, iso-
lés des causes auxquelles les Allemands
avoient dû cette maladie.

L'ouvrage dont l'extrait a été ordonné,
est composé de trois parties.

La première est consacrée à la topographie de l'Italie.

La seconde renferme des conseils d'hygiène.

La troisième comprend quelques vues
pratiques.

I. TOPOGRAPHIE.

Climat d'Italie. En observant avec raison que le climat d'Italie n'est point aussi funeste qu'on l'a répété depuis les revers que nous y éprouvâmes aux temps de Charles VIII et de François Ier, les auteurs ne disconviennent point du danger que comportent certaines positions, telles que celles du Piémont et de la Lombardie[1] où l'on cultive le riz, les marais Pontins, les environs de Mantoue, la principauté de Piombino, la campagne de Rome. Ils signalent particulièrement la pernicieuse influence de quelques espèces de vents, et surtout de celui nommé *sirocco*.

Climat d'Allemagne. Presqu'aucun de ces inconvéniens ne se rencontre en Allemagne. Quoique les régions comprises sous cette dénomination soient très-vastes, on n'y observe pas des disparates aussi fréquentes qu'en Italie. Il règne, d'une extrémité à l'autre de l'Allemagne, un ton d'uniformité qui

---

[1] Pag. 4, 12, 23.

s'aperçoit jusque dans le caractère de ses habitans. Les vents n'y sont point aussi variables qu'en Hollande et sur les côtes septentrionales de la France : ils n'y sont pas aussi pernicieux qu'en Italie. On sent facilement les raisons pour lesquelles les chaleurs n'y sont jamais excessives, quoi- — *Sa tempéra-ture.* que, dans cette année même où à peine en avons-nous éprouvé quelques jours, les Bavarois fussent toujours disposés à en exagérer l'intensité. Dans les hivers les plus rigoureux, le thermomètre descend rarement plus bas qu'à l'observatoire de Paris.

Les marais et les eaux stagnantes sont — *N'a pas d'eaux sta-gnantes.* si rares qu'on pourroit les considérer, dès-à-présent, comme peu nuisibles ; mais leur influence sera nulle, lorsque la suppression des immenses fossés de quelques fortifications à détruire, et les progrès sensibles d'une agriculture intelligente, en auront fait disparoître les dernières traces.

Les fleuves et les rivières sont en grand — *Ses fleuves, sa végétation, sa fertilité.* nombre dans l'Allemagne : le cours de la plupart est majestueux et leurs rives sont fertiles. Ils fournissent, et en abondance, d'excellens poissons ; la végétation est très-brillante, et les cultures de tout genre aussi soignées que productives.

— ses eaux minérales. Si les eaux médicinales (minérales-thermales) y sont peut-être en aussi grande quantité qu'en Italie, elles y jouissent d'une célébrité plus circonscrite. L'Allemagne possède cependant plusieurs sources renommées, dont Crantz et d'autres ont donné de bonnes descriptions.

Eaux potables. Les eaux potables sont de bonne qualité et très-salubres. Le préjugé fait souvent donner la préférence à celle des fontaines et même des puits, sur celle des fleuves et des rivières, quoique celles-ci soient répandues avec une grande profusion et certainement les meilleures de toutes.

Les vins du Rhin et ceux du Würtemberg ont une réputation méritée. La bière est fabriquée avec soin. Une grande variété de substances animales, de la meilleure qualité, un laitage excellent et des *Alimens excellens.* végétaux délicieux, offrent partout une abondance de comestibles dont la source paroît inépuisable.

Les farines sont de la plus grande beau- Belles farines; mauvais pain.
té, et cependant la mauvaise méthode de
pétrir et de cuire rend en Allemagne le
pain infiniment inférieur à celui qui se
fait en France avec des matières moins
parfaites.

Les épidémies ne sont pas communes, Rareté des épidémies.
et l'on observe en Allemagne peu de ma-
ladies endémiques, si l'on excepte le goî-
tre, familier en Styrie et en Carinthie.

Une observation singulière, c'est que Aperçu de Vienne.
l'ancienne capitale de l'Empire, Vienne,
se trouve placée plus désavantageusement
que la plupart des autres villes. Son site
bas et environné de montagnes inter-
cepte, jusqu'à un certain point, la libre
circulation de l'air, nuit à la santé des
habitans et peut-être à leur parfait déve-
loppement. Des villes plus élevées que
Vienne de plusieurs toises au-dessus du
niveau de la mer, donnent naissance à
des hommes plus fortement constitués.
Grätz, par exemple, renferme des habitans plus beaux, mieux colorés et plus ro-
bustes que ne le sont communément les
Viennois. Cette ville participe ainsi aux
inconvéniens de presque toutes les capi-

tales de l'Europe, quoique son étendue, dans le diamètre interne des fortifications, excède à peine celui de nos villes du troisième ordre; mais elle compte plusieurs rues étroites, des égouts, des canaux de décharge, qui ne sont point recouverts, et dont les débordemens fréquens de la *Vienne* ne corrigent pas les pernicieuses émanations. Si ces désavantages n'étoient compensés par les belles et vastes promenades qui avoisinent la ville, et par les magnifiques faubourgs qui décorent son enceinte, Vienne seroit un mauvais séjour : encore le défaut de pavé rend-il les grandes rues de ses faubourgs aussi désagréables en été, à raison de la poussière, qu'elles le sont en hiver à raison de la boue.

Auteurs à consulter. On peut consulter avec beaucoup de fruit, sur la topographie générale de l'Allemagne, l'histoire naturelle de ce pays par Bechstein ; quant aux topographies spéciales, il n'est pas en Europe d'état où elles soient aussi prodigieusement multipliées.

Il résulte de cet exposé, que l'Allemagne proprement dite est un des pays de l'Europe les plus avantageusement situés pour la santé, et pourvu avec le plus d'abondance de tout ce qui est nécessaire à l'homme.

Nulle autre région ne pouvoit offrir aussi long-temps à des armées nombreuses les ressources nécessaires ; nulle autre n'est susceptible de réparer aussi promptement les calamités inséparables de la guerre.

Heureux ces peuples, lorsqu'une confédération solide et imposante leur permettra de jouir, pour des siècles, du fruit de leurs travaux et de leur industrie !

II. HYGIÈNE.

Les conseils donnés à l'armée d'Italie eurent pour but de prévenir les effets des chaleurs excessives du jour, de la fraîcheur des nuits, et des émanations d'eaux stagnantes. [1]

Quoique ces causes n'existent que peu ou point en Allemagne, la recommandation d'éviter les excès de tout genre, n'en a pas moins son application : et cependant il faut avouer que quelques erreurs de régime ou de conduite, ainsi que les pertes et la foiblesse qui y succèdent, y seroient plus faciles à réparer que dans un pays chaud.

Erreurs de régime moins fâcheuses en Allemagne qu'en Italie.

La viande plaît moins en Italie, parce qu'effectivement elle convient moins. [2] C'est à peu près le contraire en Allemagne, où les végétaux seroient insuffisans pour soutenir l'économie. Ainsi que l'on recommandoit, dans la diététique des pays

En Allemagne, le régime animal doit prédominer.

---

1 Avis, page 24.

2 *Ibid.*

chauds, d'associer toujours beaucoup de végétaux au régime animal, ici il convient d'assurer que la nourriture animale doit être constamment associée à la végétale, et même dans une plus forte proportion.

Il ne faut pas croire qu'en blâmant les liqueurs fortes on entende blâmer autre chose que leur abus.[1] Cette vérité s'applique plus spécialement encore aux militaires de la Grande-armée. Le bon vin et un usage modéré de l'eau-de-vie sont un préservatif difficile à remplacer. Sans ce secours énergique, accordé par S. A. S. le Major-général aux troupes de Braunau, à la fin de l'hiver, aucun militaire n'eût échappé à la maladie, et très-peu à la mort.

Si l'abus des fruits acides, des melons et autres cucurbitacées, produisit en Italie, dans le cours de la guerre de 1734[2], de dangereux effets parmi les troupes françaises, combien ne seroit-il pas encore plus à redouter en Allemagne, où les fibres ont besoin de stimulans actifs, de

Abus des liqueurs fortes.

Utilité du vin et de l'eau-de-vie.

Danger de l'abus des acides.

---

1 Page 25.

2 Meyserey, Médec. d'armées, tome I, art. 2.

boissons légèrement échauffantes et diffu-
sibles, pour parler cette fois le langage de
Brown ! Nous pensons que les limonades
et autres breuvages froids ne peuvent être
permis qu'avec une prudence extrême et
dans les grandes chaleurs. La bière, qu'on
prodigue en Allemagne, n'a pas toujours
les qualités qu'on lui attribue : elle est
nuisible à plusieurs tempéramens ; elle
dispose plus ou moins aux affectations bilieuses et pituiteuses ou muqueuses.

Ce qui dépose le plus contre l'usage exclusif de cette boisson alimentaire, pour
ceux surtout qui n'en ont pas une longue
habitude, c'est que les peuples même à qui
elle est le plus familière, s'accordent tous
à lui donner pour correctifs ou le vin
ou un peu d'eau-de-vie. Le *porter* seul
n'en a pas besoin ; mais on sait qu'il me-
nace la tête autant que les autres bières
menacent les intestins.

Lorsque les militaires en santé pourront
remplacer la bière par un mélange de vin et
d'eau, l'estomac s'en accommodera mieux.
Quant-aux malades et aux convalescens,
toutes les fois que l'impérieuse nécessité
ne dicte pas ses lois, le vin, le meilleur

vin est préférable : il est quelquefois la condition sans laquelle il ne faut se promettre aucun succès.

Une trop longue abstinence épuise, de même qu'une nourriture trop abondante surcharge.[1] Cet aphorisme d'Hippocrate a son application en Allemagne comme en Italie. C'est à la vigilance éclairée des chefs à garantir également le soldat de l'horreur des privations et du danger des excès.

Privations et excès également nuisibles.

La *posca* dont les soldats romains étoient munis dans les marches, a pu être remplacée en Italie par le vinaigre, dont les distributions sont nécessaires pour corriger l'eau.[2]

Vinaigre dans les pays chauds.

En Allemagne, une dose légère d'eau-de-vie, dont une partie seroit mêlée à l'eau, convient mieux : elle désaltère également, elle est plus agréable au goût, et elle possède en outre l'avantage de relever le ton des fibres et de donner de la vigueur à toute la machine. Une propriété non moins précieuse, dans nos marches si sou-

Eau-de-vie préférable en Allemagne.

---

1 Avis, page 25.

2 *Ibid.*

vent rapides, c'est qu'on n'auroit pas besoin d'attendre que le militaire se fût reposé aussi long-temps pour satisfaire à la plus impérieuse des sensations.

Précautions contre la soif dans les marches.

N'oublions pas cependant, lorsque nous recommandons au moins un léger intervalle entre le moment d'une sueur excessive produite par la marche, et l'impatience de satisfaire la soif, ce que Quinte-Curce rapporte de l'armée d'Alexandre. La plus grande partie périt pour s'être permis l'imprudence contraire. Ce conquérant perdit plus de soldats par cette cause, ajoute l'historien, qu'il n'en avoit encore perdu dans aucune action de guerre.[1] C'est dans des circonstances semblables que l'humanité elle-même exige, de la part des officiers qui commandent, la plus sévère ponctualité dans l'exécution des défenses qu'ils ont dû faire.[2]

C'est une très-bonne pratique d'engager les soldats en marche à ne boire qu'après s'être rincé la bouche à plusieurs reprises.[3]

---

1 Avis, page 31.

2 *Ibid.* page 26.

3 *Ibid.*

Les marches, qui dans les pays méri-
dionaux doivent commencer au point
du jour et reprendre sur les cinq heures
du soir, peuvent avoir lieu en Allemagne
à toutes les heures de la journée : le passage du jour à la nuit, le crépuscule, n'est
point, pour l'homme en mouvement, dangereux comme dans les marais Pontins et
la campagne de Rome.

Mais la diminution de température, in-
séparable des nuits, doit interdire de les
employer au transport des malades d'un
hôpital sur l'autre : en Allemagne, ces
évacuations doivent toujours se faire entre le lever et le coucher du soleil.

Pendant la marche, le mouvement, l'ac-
tion plus ou moins forte, suppléent au
défaut de vêtemens proportionnés à la saison et au climat; il n'en est pas de même
dans la station ni dans les séjours. Il est
donc important que le soldat soit pourvu,
pour le temps du repos, d'habits qui le
préservent des injures de l'air, parce qu'il
est alors beaucoup plus susceptible d'en
être atteint.

Ainsi, quoique l'équipage du soldat
doive être composé de manière à ne point

gêner, pendant le jour, ses mouvemens ni la célérité de sa marche, il est possible, sans renoncer à cet avantage, d'augmenter un peu son vestiaire, s'il est destiné à quelque excursion d'hiver dans un climat plus rapproché du Nord.

C'est principalement au soin de favoriser la propreté des pieds au moyen des chaussures de rechange, que doit s'attacher l'attention des chefs militaires et la sollicitude de l'administration.

L'un des plus graves inconvéniens des marches longues et forcées, c'est l'impression douloureuse des chaussures modernes, surtout lorsque celles de laine forment dans le soulier ou des plis ou des solutions de continuité, lorsque le soulier lui-même n'est pas parfaitement confectionné pour le pied qu'il chausse. En

effet, s'il est trop large, il ne soutient pas assez; s'il est étroit, il blesse; et tant par difformité que par vice des cuirs, rien de plus varié que les diverses manières dont il peut fatiguer ou altérer le pied

qu'il est destiné à préserver. La sandale des anciens avoit moins d'inconvéniens. La *corrigia*, bien adaptée au cou du pied, l'empêchoit de vaciller. Cette *main inférieure* de l'homme jouissoit d'une plénitude de mouvemens que nos gants ne permettent pas toujours aux mains supérieures. On objectera la poussière ou la boue. Mais tous les historiens n'attestent-ils pas qu'à l'arrivée des voyageurs le *premier devoir de l'hospitalité* étoit de leur laver les pieds avant de les introduire dans le cœnacle? Certes, après ce début, qui étoit considéré comme une observance religieuse, le voyageur, délassé par un bain salutaire, se livroit avec plus de plaisir et de sécurité au repas frugal mais substantiel que lui offroit la générosité de ses hôtes. Un sommeil réparateur le disposoit à reprendre *allégrement* sa route au crépuscule du matin. Que l'on compare au sort de ces pieds nus, ceux du soldat prenant sa réfection et son sommeil lorsque les siens sont encore macérés dans la boue qui semble être le nœud d'amalgame entre ses membres et leurs enveloppes multipliées!

M. le chevalier de Landriani, l'un des plus célèbres physiciens d'Italie, a bien voulu communiquer, à Vienne, à M. le

général Andréossy, des expériences d'a-
près lesquelles il assure, « que l'*acide*
« *tannin*[1] jouit de la propriété de donner
« de la consistance aux fibres qui forment
« le tissu membraneux de la peau, et trans-
« forme les parties gélatineuses en une
« matière indissoluble dans l'eau. » M. le
chevalier de Landriani ajoutoit, « qu'il
« résulte des essais qu'il a faits sur lui-
« même, et sur des individus dont la pro-
« fession exige un fort exercice, que les

---

[1] Cette expression n'est pas exacte. Le maître de la
science a dit : « On confondoit autrefois la matière vé-
« gétale, nommée aujourd'hui *tannin*, avec ce qu'on dé-
« signoit sous le nom de *substance astringente*, de *prin-*
« *cipe astringent.* Seguin est le premier qui ait distingué
« ce principe d'avec l'acide gallique qui l'accompagne
« si souvent dans les substances végétales. Il l'a surtout
« caractérisé par sa propriété de s'unir aux matières ani-
« males, et spécialement à l'albumine et à la gélatine ; de
« les séparer de l'eau où elles sont dissoutes, de les pré-
« cipiter en flocons fauves indissolubles, et de former
« avec elles une matière inaltérable, qui fait la base des
« cuirs tannés. 3. »

« ... L'acide gallique ne précipitant pas le muriate sur-
« oxigéné d'étain, tandis que le tannin jouit éminemment
« de cette propriété, M. Proust en a tiré un parti utile
« pour séparer ces deux corps et les obtenir en particu-
« lier. 4. »

Système des conn. chim., sect. 7, ordre 4, art. 22.

« bains de pied, avec une forte décoction
« de *tan*, font disparoître les douleurs
« qui existoient à la plante des pieds, lui
« donnent de la consistance et de la fer-
« meté, et y forment une semelle *natu-*
« *relle* d'un cuir plus compacte et plus
« ferme, qui rend le pied plus vigoureux
« *sans ôter sa souplesse à la peau.* »

Des résultats aussi satisfaisans étant re- — ordre d'en faire l'essai.
connus, ainsi qu'on l'assuroit, on proposa
à S. A. S. le Prince Major-général, d'ordonner qu'il fût fait un essai de l'*acide
tannin* sur les pieds des soldats dans le cas
d'entreprendre de longues marches.

Celui de nous qui en fut chargé, n'hé- Restrictions à un essai trop général.
sita pas d'assurer qu'on ne pourroit ten-
ter indistinctement un pareil essai sur
tous les individus susceptibles d'entreprendre une longue marche ; qu'il en
étoit sur lesquels il produiroit un effet
dangereux ; que chez plusieurs on forti-
fieroit ces instrumens de progression aux
dépens d'organes bien plus essentiels à
la santé ; que des ligatures indiscrettes,
trop brusquement serrées à un point auquel on eût pu parvenir en graduant, et
pour l'intensité et pour les intervalles,

les compressions successives , ont plus d'une fois donné lieu à des apoplexies, à des hydropisies de poitrine, à des hémoptysies funestes.

La plupart des maladies dont le soldat est atteint dans les camps, dans les bivouacs et dans les marches, sont dues à la suppression de la transpiration des extrémités inférieures, quelle que soit la cause de cette suppression.

Il devenoit donc difficile d'adopter qu'une application tonique , telle que celle du *tannin,* en coagulant les parties gélatineuses et formant une semelle aussi compacte qu'on l'avoit dépeinte, rendît le pied plus vigoureux sans rien ôter à la peau de sa souplesse. Nos anciens soldats savoient si bien par expérience qu'il étoit essentiel, en cherchant à obtenir l'effet de vigueur, de ne pas apporter d'obstacle à la souplesse, qu'après avoir bassiné l'extrémité de la jambe et le pied avec de l'eau-de-vie, ils avoient soin d'enduire la plante du pied d'une matière grasse : ils la préservoient ainsi de l'impression de l'humidité, en lui conservant cependant la flexibilité, aussi essentielle pour faci-

liter l'exécution des mouvemens, que
pour prévenir le froid et ne pas intercep-
ter la transpiration, l'une des plus grandes conditions de santé.

L'idée abstraite de fortifier la partie qui
doit agir, a présenté quelque chose de
séduisant. Mais, pour mieux jouir des
avantages qu'elle promettoit, il parut nécessaire de prévoir et de prévenir tous
les inconvéniens qui pourroient restrein-
dre ou contrarier des effets aussi précieux.

C'est d'après ces principes avoués par
la prudence et annoncés à S. A. S., que
les expériences ordonnées furent faites à
Ulm dans le cours de l'été dernier. Elles
le furent sous les yeux de M. le général
le Camus, et sous la direction du premier
médecin des armées, par MM. Affret, chi-
rurgien-major, et Beaumont, médecin de
l'hôpital militaire de cette place, secon-
dés par M. Beaulac, médecin du 7.e corps,
qui y a apporté le zèle, l'esprit d'observation et l'exactitude qui le caractérisent.

La décoction a été faite d'abord dans
la proportion d'une livre de tan sur six
livres d'eau. La teinture ayant paru trop

Premières
tentatives.

Proportions
du bain.

chargée et d'un goût extrêmement acerbe et styptique, le marc du même tan, soumis à une seconde ébullition, a donné le même degré de couleur et de goût; ce qui a engagé à réduire sa quantité à une demi-livre sur la même quantité d'eau pour chaque bain.

Résultats des expériences. Parmi les canonniers et les sapeurs qui se sont prêtés à ces expériences, les uns avoient aux jambes des engorgemens simples : ces engorgemens ont cédé en peu de temps à l'usage de ces bains. D'autres éprouvoient habituellement des douleurs aux pieds à la suite d'entorses, ou bien ils soutenoient difficilement la marche : deux ont été soulagés ; la plupart des autres, au nombre de dix, n'en ont retiré aucun avantage. Deux soldats se sont présentés, se plaignant de douleurs aux jambes et aux genoux; douleurs qui reparoissoient par intervalles et principalement aux changemens de temps. On a été obligé de discontinuer les bains de tan. Leurs douleurs devinrent plus continues. Ces militaires demandèrent eux-mêmes à renoncer à d'ultérieures tentatives.

Ces exemples prouvent, ainsi qu'on

l'avoit annoncé avant de commencer ces expériences, que ce moyen ne doit pas être admis indistinctement.

Il n'est pas douteux que la décoction de tan ne communique une certaine astriction à la peau, et ne donne plus de solidité aux jambes; mais elle n'est pas le seul moyen d'atteindre ce but. L'application de l'eau froide produit un effet analogue : *Aquosa frigida densant fibras et roborant.* Ce fut un des axiomes les moins incontestables de la doctrine du grand *Boerhaave*, conforme en cela à celle des anciens, à l'expérience des siècles.

Le marc du pressoir, la décoction de plantes amères et aromatiques, les eaux chargées de quelque principe minéral ou salin, sont connus pour avoir le même effet.

Mais l'acide tannin[1] a-t-il la propriété de transformer les parties gélatineuses, dans le corps vivant, en une matière indissoluble dans l'eau ? Comment concevoir que la gélatine se concrète au point

---

1 Voyez la note à la page 3o.

de produire cette indissolubilité, les pieds ne perdant rien de leur souplesse naturelle? Elle s'est conservée, cette souplesse, même après plus de vingt bains d'une forte décoction de tan, variée à diverses températures. Ce fait a été reconnu et vérifié dans les expériences faites à Ulm.

Autre difficulté organique.

Ajoutons que si rien ne s'opposoit aux affinités chymiques du tannin avec la gélatine, ce produit ne pourroit avoir lieu que très-difficilement, parce que la partie susceptible de se solidifier ainsi, seroit défendue de l'action du tannin par l'intermède de l'épiderme et du tissu cellulaire graisseux qui sont très-denses à la plante des pieds, surtout chez les hommes en faveur desquels cette méthode est proposée.

Autres usages thérapeutiques du tan.

Il n'est pas inutile de dire ici qu'avant la publication des expériences de M. le chevalier de Landriani, un des médecins de la Grande-armée, M. Chaumeton, avoit employé, avec beaucoup de succès, l'infusion et la décoction de tan, et le tan lui-même, non pour former une semelle artificielle, mais pour donner à diverses parties du corps une fermeté et

une consistance plus prononcées. Chaptal
ayant démontré que la propriété tan-
nante ne s'exerce que peu ou point sur
une partie recouverte de son épiderme,
le médecin Chaumeton a fait précéder
l'application du tannin par l'excoriation
de la première peau au moyen d'un vésicatoire ; et c'est ainsi que dans des hydro-
cèles scrotales, dans des œdèmes considé-
rables, il a arrêté les progrès du mal.
On peut considérer le tan comme un
moyen héroïque dans plusieurs affections
par relâchement du scrotum ; et personne
ne révoque en doute les bons effets dont
son application est suivie dans le relâchement des anneaux qui donnent lieu
aux hernies inguinales. Certainement ses
bons effets seront plus assurés, lorsque
son application aura été précédée de
l'enlèvement de la peau externe au moyen
du vésicatoire.

Les détails, peut-être un peu pro-
lixes, dans lesquels on a cru devoir entrer sur cette expérience et sur les propo-
sitions de M. le chevalier de Landriani,
tendent seulement à démontrer les inconvéniens, les dangers même, qui résulte-

A quoi tendent les détails sur cette expérience.

roient d'adopter cette méthode sans les restrictions qu'elle exige. Les intentions du célèbre auteur sont aussi louables que les ordres du Prince Major-général pour tenter ces essais, sont dignes de la sollicitude paternelle de S. A. S.

En résultat, la décoction de tan peut jouir, à un plus haut degré même que les substances que nous avons dit lui être analogues, de la propriété de donner du ton à la peau et de la raffermir contre les engorgemens. Ce préservatif réunit à l'avantage d'être peu coûteux, celui d'une exécution facile.

Proposition de renouveler ces essais. On parviendroit au reste à un résultat plus concluant, si l'on faisoit l'épreuve de ce moyen sur une compagnie entière destinée à se mettre en route. MM. les chirurgiens-majors, qu'il est toujours important de consulter, excepteroient tous ceux à qui il pourroit être nuisible. C'est après huit ou quinze jours de marche que l'effet des bains sur cette compagnie seroit mieux jugé par la comparaison avec les compagnies du même régiment qui n'en auroient pas fait usage.

Danger des Un article important dans ces conseils

seroit l'exposé de tous les inconvéniens qui résultent des lits et des couvertures de plumes. Ce que nous avons dit de la répugnance qu'ils inspirent à la plupart des Français, semble nous en dispenser. Cependant, en avertissant le soldat du danger de quitter le lit pour sortir la nuit jambes nues, il conviendroit d'intimider encore davantage celui qui se permettroit la même imprudence en quittant les plumes pour se soustraire à la chaleur et à la sueur accablante qui en résulte, et se précipiter brusquement dans une atmosphère glacée : on a observé plus d'une victime de cette cause puissante de destruction.

L'usage de la pipe et celui de la mastication du tabac sont si généralement répandus en Allemagne, qu'on ne peut se dispenser de souscrire à cet égard au prononcé de l'expérience, surtout lorsqu'on a pour exemple celui des femmes mêmes qui composent la meilleure société dans le Tyrol : la pipe leur est aussi familière qu'aux hommes dans le reste de l'Allemagne. Les dents perdent-elles quelque chose à cette habitude ? ou bien leur détérioration seroit-elle plus mar-

lits et des couvertures de plumes.

Usage de la pipe : mastication du tabac.

quée encore, les douleurs plus vives et les fluxions plus graves, sans cette pratique ? En général la mâchoire supérieure dés femmes est mal garnie en Allemagne, et elles sont sujettes à de fréquentes fluxions dans les cantons où l'usage de la pipe est exclusif aux hommes. Quoi qu'il en soit, l'abus de la pipe et des masticatoires seroit évidemment nuisible aux hommes d'un tempérament sec, et peut les conduire au marasme.

Propreté générale. Tout ce qui tient à la propreté générale des camps, à celle des tentes; à la position des boucheries, des tueries, des voieries, des lieux d'inhumation, des latrines; à la nécessité de recouvrir celles-ci et de pratiquer souvent de nouvelles fosses, est connu et prescrit par les réglemens militaires.[1]

Le camp doit être placé, autant que possible, à la portée d'une eau salubre pour tous les besoins alimentaires.

Qualités des eaux. Il n'est pas d'officier de santé militaire à qui il soit permis d'ignorer les signes qui caractérisent la bonne eau : car ici

---

[1] Avis, page 29.

l'analyse faite par les sens, la tradition du pays, la bonne santé des habitans, la force et la vigueur des animaux et des plantes qui couvrent le sol, sont des témoignages aussi sûrs que ceux que fourniroient des recherches moins faciles. Il est d'autant plus essentiel de vérifier de bonne heure les qualités des eaux d'un pays, qu'elles sont l'une des principales conditions de la pureté et de la salubrité de l'air[1], tant est marquée l'influence salutaire ou nuisible que ces deux fluides exercent l'un sur l'autre.

On se contentera de remarquer qu'en général, plus l'eau se rapproche de celle des ruisseaux et des fleuves[2]; plus elle a reçu de mouvement et d'air, soit par la nature du lit dans lequel elle coule, soit par l'influence des vents et des autres météores, plus elle est salubre; plus à son tour elle communique de principes salutaires à l'air, surtout dans les saisons chaudes. Mais l'eau qui a peu de mouvement, surtout si elle a peu de profondeur, si elle présente une large surface

Celles qui coulent sont préférables.

Caractères d'une eau salubre;

— d'une eau insalubre.

1 16, Rhaz. de reg. princ. l. 1, c. 2.
2 Parmentier, *Traité sur l'eau de la Seine.*

et qu'elle coule sur un limon glaiseux, est communément moins bonne. Lorsque les débris des substances végétales ou animales lui ont donné un degré d'infection qui se communique bientôt à l'atmosphère, c'est alors que les effets de cette double influence deviendroient plus pernicieux et mériteroient la plus sérieuse attention.[1]

Utilité de l'abondance des eaux à la proximité des camps.

Au surplus l'eau, à la proximité d'un camp, doit être en assez grande quantité pour fournir encore aux usages de propreté et surtout aux bains : ce n'est guère que de la proximité d'une rivière qu'on peut se promettre ces avantages.

Avantages des bains.

Les bains doivent être comptés au nombre des meilleurs moyens d'entretenir la santé et de préserver peut-être des maladies inflammatoires : mais on n'oubliera pas que le défaut de précautions dans leur administration est susceptible lui-même de produire les maux que doivent prévenir les bains pris avec sagesse ; ils seroient mortels au moment de la fatigue et de la chaleur.[2] Alexandre y

---

1 Avis, page 30 et 31.
2 Sanc. sect. 11. aphor. 14.

faillit perdre la vie. Ils sont nuisibles pendant la digestion; ils le seroient avant le lever du soleil et long-temps après son coucher; ils le seroient en tout temps dans les torrens d'eau vive qui descendent des hautes montagnes, et qui, dans leur cours, ne sont presque jamais exposés au soleil parce que les grands arbres qui les couvrent en interceptent les rayons. Il est à désirer que l'eau, dans laquelle les soldats se baignent par compagnie et sous la conduite d'un sous-officier, soit courante, en plaine, pas trop profonde. L'heure la plus opportune pour le bain est celle qui précède le repas du soir. [1]

Le soldat ne doit jamais laisser sécher sur son corps son linge ni ses vêtemens. A défaut de soleil, des feux doivent être allumés dans le camp à des distances convenables.

Dans les bivouacs d'automne ou d'hiver, rien n'est plus propre à délasser, à diminuer la fatigue de la marche, que les feux.

La propreté des pieds et l'entretien des

---

1 Avis, page 31 et 32.

chaussures de rechange, doivent être sur-
veillés avec la plus scrupuleuse exactitude. C'est dans ces circonstances qu'une
distribution de vin ou d'eau-de-vie doit
être comptée pour l'un des plus puissans préservatifs. [1]

La mutation des camps doit s'opérer en raison inverse des effets qu'on redoute.

Le grand précepte de Végèce, le changement fréquent des camps, *castra mu-
tanda*, devroit être dirigé en sens inverse
des effets qu'on redoute. C'est ainsi qu'en
1782, au commencement de l'été qui sui-
vit la prise d'*Yorck-town*, l'armée fran-
çaise quitta la partie méridionale de la
Virginie, où les chaleurs étoient devenues
insupportables. A mesure que la chaleur
absolue augmentoit, l'armée remonta insensiblement vers le nord; les malades,
conduits sur des transports d'une *véritable ambulance*, observant la marche et
les séjours de l'armée, furent réduits, en
arrivant en Pensylvanie, au mois de Sep-
tembre, à un très-petit nombre de convalescens. Plusieurs avoient joint leurs
drapeaux dans le cours du voyage. [2]

---

1 Avis, page 32.

2 S. A. S. le Prince Major-général et M. l'Intendant
général de la Grande-armée, initiés, dès cette époque, à

Les changemens subits de température, et surtout celui du chaud au froid, sont une des causes les plus fréquentes des maladies accidentelles; mais d'un autre côté on n'a peut-être pas assez calculé l'avantage de ces successions. Lancisi, qui a épuisé cette matière en physicien et en médecin, ne pense pas que le *sirocco* lui-même souffle toujours défavorablement. La succession des vents communique à l'air un mouvement salutaire, et change presque toujours d'une manière utile les combinaisons de l'atmosphère. [1]

Les changemens de température ne sont pas toujours défavorables.

l'armée d'Amérique, aux fonctions respectives dans lesquelles ils s'étoient fait remarquer avantageusement et dans lesquelles ils marquent aujourd'hui d'une manière si distinguée, ne furent point étrangers à ces excellentes dispositions.

1 « Voilà, a écrit en marge de ces passages, l'un des « médecins de la Grande-armée, voilà des vérités aussi « incontestables que précieuses : voilà des préceptes qu'il « faudroit suivre religieusement. Combien leur négligence « n'a-t-elle pas causé de maux ? Je puis assurer que « plusieurs soldats sont morts pour n'avoir pas enlevé la « couche de terre ou de malpropreté qui recouvroit leurs « membres, et surtout les abdominaux. Les vaisseaux exha- « lans des pieds et des jambes ne pouvant transmettre, à « travers ce dégoûtant enduit, l'humide vapeur dont Sanc- « torius a si bien calculé les effets, il en résulte des œdèmes « suivis d'anasarques ou d'ascites mortelles. »

Comparaison
des climats
d'Asie et d'Europe.
Hippocrate blâme le climat d'Asie, à cause de la constance et de la modération des vents. Ce prince de la médecine n'hésite pas d'attribuer la force du corps et de l'esprit des Européens aux fréquens changemens dans le mouvement et dans les combinaisons de l'air qu'ils respirent.

Sénèque a étendu cette comparaison jusqu'aux arbres de l'une et de l'autre de ces parties du monde. [1]

Dangers du passage subit du chaud au froid; Il n'est personne qui ne connoisse les dangers que comporte la prompte succession du chaud au froid : on sait qu'à défaut de précautions, et quelquefois même en dépit de celles qu'on a prises, les enchifrenemens, les ophtalmies, les angines, les rhumes, les péripneumonies même, deviennent en quelque sorte inévitables. Mais on donne moins d'attention aux effets du passage trop rapide d'un air froid à celui qui a les qualités contraires.

— du froid au chaud. On ne parle pas ici de l'imprudence de ceux qui, ayant été exposés à un froid

---

1 Senec. de Provid. l. 2.

glacial, même à l'engelure de quelque membre, se précipiteroient vers un foyer ardent, dont l'action subite et immédiate produiroit le sphacèle : l'expérience des pays les plus froids a mis en garde contre ce danger ; et les voyageurs y sont avertis que c'est avec la neige même que ces parties doivent être frottées, et que la chaleur, pour ne pas devenir mortelle, ne peut être rappelée que d'une manière insensible. [1]

Tous les changemens de position, s'ils sont marqués par des disparates très-prononcées, ne peuvent avoir lieu sur une grande multitude d'hommes sans influencer leur santé. Les conseils, soit généraux, soit particuliers, à donner dans ces cas, dérivent tous du grand principe que la nature est ennemie des extrêmes; que plus les changemens, en ce qui concerne les climats, les eaux, les alimens, les habitudes de tout genre, sont prompts et entiers, plus ils comportent de dangers. [2] Le moyen d'en diminuer les

Les changemens de position très-prononcés exigent des conseils.

---

[1] Avis, page 36.

[2] Hipp. aphor. 51, sect. 11.

craintes consiste donc à rendre ces transitions en quelque sorte insensibles.

Utilité ultérieure de ces observations. Mais ce n'est pas aux précautions propres à éviter des maux que ces observations doivent se borner; il convient de les étendre à des vues utiles, applicables, soit à la conservation, soit au rétablissement de la santé des troupes.

Les Généraux, prévenus de cette doctrine, n'hésiteront pas, sans doute, à faire alterner les divers corps de troupes à leurs ordres dans les camps ou les places dont la position et l'élévation sont le contraste des positions qu'ils occupoient précédemment. [1]

Avantages du changement d'air dans les chroniques. Les officiers de santé observeront dans les convalescences, de quel désavantage seroit, pour les poitrines délicates, l'air des montagnes, comme celui des lieux bas et humides pour les œdémaciés. Ils mettront en pratique le sage précepte de Baglivi, qui a pensé que dans les maladies longues et difficiles le changement d'air étoit le meilleur remède. [2] Combien de

---

[1] Avis, pages 37 et 38.

[2] Bagl. de morb. success. c. 12.

chroniques ont résisté à une multitude d'autres moyens et eussent cédé à celui-ci![1]

Enfin l'on ne sauroit trop inculquer à l'homme de guerre, que si le passage trop rapide d'une condition physique à l'extrême opposé comporte des dangers que la prévoyance peut prévenir, il n'est peut-être pas de moyen plus assuré de se prémunir contre tous les inconvéniens de la vie humaine, que de se rendre maître de toutes les habitudes, et de n'en contracter d'autre que de n'être assujetti à aucune. Cette assertion est le fondement des préceptes de Celse sur la santé. « L'homme qui jouit de la santé
« et de la liberté, doit se mettre au-des-
« sus des lois sévères du régime, et n'avoir
« pas besoin de médecin. Il faut qu'il vive
« tantôt à la ville, tantôt à la campagne,
« plus souvent aux champs. La natation,
« la pêche, la chasse, le bain, l'eau froide,
« les frictions, l'exercice, le repos, l'abon-
« dance et la frugalité des repas, doivent
« se succéder chez lui. L'inertie engour-
« dit; le travail double les forces: la pre-

La meilleure habitude est de n'en contracter aucune.

----

[1] Avis, page 38.

« mière accélère la vieillesse ; l'autre pro-
« longe la vigueur. C'est ainsi que dans la
« bonne santé il convient de conserver
« des ressources pour triompher des ma-
« ladies qui peuvent survenir. [1] »

Terminons ces réflexions par un passage de Cicéron, digne d'avoir été écrit
par Celse lui-même, comme le remarque
Lancisi, de qui nous empruntons la ci-
tation :

Conseils de Cicéron ;

« La santé se conserve par la connois-
« sance acquise de nos forces et de nos dis-
« positions personnelles ; en calculant ce
« qui a coutume de nous être utile ou de
« nous nuire ; en s'observant sur les ali-
« mens ; en entretenant la propreté la plus
« exacte, et se modérant sur les plaisirs ;
« enfin en s'en rapportant entièrement,
« pour le reste, à ceux qui ont fait une
« étude particulière de l'art de guérir. [2] »

—applicables à ceux qui veulent faire la médecine sans être médecins.

Ce dernier précepte du philosophe ro-
main, devroit être scrupuleusement mé-
dité par ceux qui, parce qu'ils possèdent
ou croient posséder une science ou quel-

1 Ac. Cels. de med. lib. 1, c. 1.
2 Cic. de offic. n.° 86. Avis, p. 38 et 39.

ques sciences préliminaires ou acces-
soires de la médecine , se persuadent
qu'ils ont le droit, non-seulement d'avoir
et d'établir une opinion relative à la nature et au traitement des maladies, mais,
ce qui est bien plus dangereux et plus
fatal pour leurs amis , de se permettre en
pratique des conseils directs, de l'exécution desquels dépend souvent la vie d'un
homme.

Quod medicorum est
Linquendum medicis.

C'est le parti le plus sage et le plus
prudent.

ADDITION A LA PARTIE D'HYGIÈNE,

*Sur les vaccinations pratiquées et à prati-
quer à la Grande-armée.*

L'exercice de l'art de guérir, quelque
important qu'il soit aux armées, dans le
traitement des maladies et des blessures
inévitables, n'est pas le complément des
devoirs de l'officier de santé que ses talens
y ont fait appeler et que son zèle y
maintient. Des fonctions d'un ordre su-
périeur agrandissent la sphère de son
utilité, lorsque par une constante obser-

vation de la constitution des esprits et des corps, et de tout ce qui peut les influencer en bien ou en mal, il augmente les dispositions heureuses, et qu'il prévient tout ce qui pourroit nuire. L'art de prévenir est plus directement *divin*, s'il est permis de parler ainsi d'après le prince de la médecine, que l'art de remédier. Le premier est le vrai but de cette philosophie qu'Hippocrate *a voulu allier à la médecine, comme la médecine à elle;* et c'est de l'homme assez heureux pour les posséder, qu'il n'a pas craint de dire que le médecin-philosophe participe aux prérogatives des dieux. [1]

Prévenir prévaut à remédier.

C'est à ce genre de gloire que chaque officier de santé doit aspirer par ses efforts. Il n'est aucune position où chacun d'eux ne puisse signaler ses services par cette prévoyance. Dans un hôpital, les précautions de salubrité, qui comprennent tant de détails susceptibles d'y concourir, prévalent à l'avantage même des

Prévoyance dans les hôpitaux;

---

[1] Oportet sapientiam transferre ad medicinam et medicinam ad sapientiam : medicus enim philosophus diis æqualis habetur. *Hipp.* lib. de dec. hab.

meilleures méthodes de traitement. Les plus accréditées seroient sans effet dans une atmosphère infecte ; tandis que les erreurs d'application qui échapperoient au milieu de conditions contraires, deviendroient imperceptibles dans la masse de succès qu'entraîne nécessairement la salubrité.

Mais ce que les officiers de santé d'un hôpital militaire peuvent se promettre, à cet égard, d'une vigilance et d'une attention soutenues, les chirurgiens-majors des régimens ont encore plus de données pour l'obtenir dans les casernes ou quartiers, dans les camps et dans les cantonnemens. A l'hôpital, où les maux existent déjà par l'essence même de l'institution, on ne peut qu'opposer des barrières à leur dégénérescence, tandis qu'au milieu d'hommes en santé il est plus facile de conserver, disons mieux, de préserver. L'air, les eaux, les alimens, les vêtemens, le départ, l'arrivée, la station, les différens exercices, la nécessité d'entrer à l'hôpital, ou bien l'inutilité, le danger même de le faire pour de simples indispositions : toutes ces circonstances

— plus facile et plus utile dans les régimens ;

— sur quels objets elle doit porter.

deviennent des objets de méditation pour l'homme de l'art jaloux de sa propré estime et de celle des militaires dont la santé est confiée à sa prudence. En provoquant par ses conseils des mesures sages et opportunes, il se rendra d'autant plus recommandable que la démonstration des avantages qu'elles produisent est toujours plus saillante que la guérison de la maladie la plus grave. En effet, le miracle peut être attribué aux ressources de la nature, à la force du tempérament, tandis que le succès de la mesure, de la précaution générale, ne laisse aucun prétexte à la malignité des interprétations.

Mais c'est aux officiers de santé en chef ou principaux à solliciter, de la part de leurs collaborateurs, cet intérêt et ces attentions, et à les solliciter de la manière la plus impérieuse peut-être, mais certainement la plus délicate, celle de l'exemple. C'est ainsi que M. Gras, médecin principal provisoire du quatrième corps, s'est honoré, dès le commencement du printemps dernier, par l'initiative de la proposition de vacciner les militaires qui

n'avoient pas eu la petite-vérole. M.
Chappe, chirurgien principal du même
corps et l'un des chirurgiens-majors de la
garde impériale, l'ayant secondé de tous
ses moyens de talens et de zèle, M.
le maréchal Soult s'étoit déjà empressé
d'appuyer de son suffrage et de son autorité une opération aussi favorable au
corps d'armée que son Excellence commande avec tant de distinction, lorsque
l'un de nous, prévenu par M. Gras, n'hé-
sita pas d'ajouter un vœu plus général à — *Initiative
celui qui avoit déjà son exécution dans d'un vœu plus
le commandement de Passau. Il adressa général.*
au Prince Major-général l'expression de
ce vœu, afin d'obtenir de S. A. S. l'autorisation d'étendre à tous les corps de la
Grande-armée le bienfait de l'inoculation
jennérienne. A la demande étoit joint
l'extrait succinct d'une instruction parfaitement improvisée, à Ulm, par M. Boysset,
l'un des médecins du quatrième corps.

Adopter la proposition, la transmettre *Ordres du
à messieurs les Maréchaux d'Empire avec Prince Major-
les ordres et l'instruction nécessaire à général.*
l'exécution, furent de la part de S. A. S.
un de ces mouvemens subits qui n'ajour-

nent pas plus les actes de bienfaisance que les actions d'éclat; et ce n'est que trois semaines après, par le renvoi d'une lettre de M. le Maréchal Davoust qui demandoit du vaccin, que les ordres donnés sont connus de celui qui les avoit provoqués.

Provisions de vaccin.

Les premières démarches pour se procurer du vaccin ne furent pas satisfaisantes. Mais bientôt les difficultés s'applanirent, et il en partit d'Ulm pour le quartier-général du troisième corps. Ensuite il en parvint de Passau, de l'université de Landshut, de Munich, de Francfort, de Strasbourg, de Paris même, et de la part du comité central de vaccine, avec une telle abondance qu'il fut possible d'en envoyer d'Ulm non-seulement à ceux qui en avoient demandé, mais d'en offrir à tous ceux qui en annonceroient le besoin ou le désir.

Obstacles à l'uniformité des procédés.

La lenteur des communications, le retard des correspondances, la mal-adresse ou l'infidélité de quelques commissionnaires, l'inégalité des ordres, les incertitudes relatives aux degrés d'autorisation officiels ou présumés, quelques négligences, des oublis, des procrastinations, jusqu'à l'égoïsme de l'amour-propre, dont les prétentions sont si déplacées lorsqu'il s'agit de coopérer au bien général, ont été autant d'obstacles, non-seulement à une manière uniforme de procéder telle qu'on l'avoit désirée, mais au succès même des opérations.

On a observé de fausses vaccines, parce qu'on a employé du virus altéré : beaucoup d'insertions ont été sans effet, parce que les hommes qui y ont été soumis, n'avoient pas la certitude de la petite-vérole que sans doute ils avoient éprouvée dans leur enfance.

Causes de quelques défauts de succès.

N'en doutons pas, si la Grande-armée eût pu être rassemblée, l'opération pratiquée simultanément sur tous ceux auxquels elle auroit paru convenable, eût obtenu plus de succès encore que l'inoculation de la petite-vérole, pratiquée dans les plaines de la Virginie, au champ de bataille même et sous les drapeaux, sur plus de trois mille hommes de l'armée continentale de Washington. L'un des disciples de ce grand capitaine eût pu donner l'ordre d'une vaccination générale

Inoculation variolique en Virginie.

avec un plus grand degré de sécurité que le général en chef des États-unis n'avoit donné le sien; et la raison de cette disparité se fonde sur le danger de l'inoculation variolique, et sur l'innocuité de l'insertion du vaccin.

Quoi qu'il en soit, en attendant que nous soyons en état de rendre un compte complet de cette opération, nous annonçons avec plaisir qu'avant le milieu de Juillet il avoit été vacciné avec succès :

Résultats des premières vaccinations à la Grande-arm.

	Hommes
Dans le 1.ᵉʳ corps de la Grande-armée.	59
Dans le 3.ᵉ	66
Dans le 4.ᵉ	5oo
Dans le 6.ᵉ	128
	753

Le nombre d'hommes à vacciner dans ces quatre corps, avoit été de . . . 2066

Celui des vaccinés avec succès a été de. . . . . 753 ⎫
                                                      ⎬ 994
Le nombre de ceux qui n'ont présenté aucun résultat, ou chez qui se sont offerts des signes de fausse vaccine, pour les causes énoncées ci-dessus, a été de . 241 ⎭

Le cinquième et le septième corps de la Grande-armée, ainsi qu'un assez grand nombre de régimens des autres corps, n'ayant encore transmis, ni le nombre précis de militaires à vacciner, ni des résultats bien certains de cette opération, on ne peut présenter qu'un aperçu incomplet. Mais nous ne doutons pas que les promesses de nos collaborateurs ne soient suivies des effets que nous attendons de leur zèle, et qu'ils ne nous mettent bientôt en état de compléter ce travail.

Les ordres donnés dans le premier corps par S. A. le Prince de Ponte-Corvo, et dans le troisième par S. E. M. le Maréchal Davoust, qui a pris un intérêt très-spécial à cette opération, ajoutent à notre espoir.

Nous exhortons nos collaborateurs de toutes les classes à réunir leurs efforts pour doubler les avantages qu'une découverte aussi heureuse peut procurer à nos armées. Nous sollicitons plus spécialement les officiers de santé principaux à s'assurer qu'aucun conscrit soupçonné de n'avoir pas eu la petite-vérole, ne communique avec ses camarades avant qu'on l'ait mis à l'abri de la maladie par la vaccination. C'est ainsi que, par la sage prévoyance d'un gouvernement paternel, la négligence ou l'insouciance des parens se trouvera réparée.

Conseil de renouveler les épreuves.

Nous invitons encore les officiers de santé principaux à faire faire une recherche soigneuse des hommes qui n'auroient pas été compris dans les premières expériences de vaccination, ainsi qu'à faire renouveler l'insertion du vaccin sur ceux qui n'auroient éprouvé qu'une fausse vaccine.

Nous n'ajouterons rien aux précautions recommandées relativement à l'opération de bras à bras, qui est la plus sûre. Nous

Mode établi dans le quatrième corps ; exemple à imiter.

nous contenterons d'observer que le mode établi dans le quatrième corps par MM. Gras et Chappe peut servir de modèle dans les autres, afin de répandre la vaccine plus rapidement et avec plus de succès. Ces officiers de santé principaux avoient désigné, au grand hôpital militaire de Passau, une petite salle où l'on recevoit deux militaires de chaque bataillon ou escadron. Après avoir été vaccinés avec succès, ils ont rapporté à leurs corps respectifs, avec le procès-verbal de leur vaccination individuelle, la matière propre à être transmise de bras à bras à leurs camarades.

Les inspecteurs généraux du service de santé près la Grande-armée n'étoient pas réunis au moment de la première proposition présentée au Prince Major-général et adoptée si promptement par S. A. S. Il en est résulté que les premières invitations n'ont pas été adressées en noms collectifs. On plaindroit ceux des officiers de santé qui ont cru voir dans cette irrégularité apparente un motif pour négliger une recommandation qui n'étoit pas émanée de leur chef direct. L'estime et l'amitié qui nous lient, ne permettront jamais à l'un de nous de ne pas adopter les mesures prescrites en son absence par son collègue.

Fraternis animis, quidquid negat unus et alter,
Annuimus pariter.

D'après cette profession franche de nos sentimens, nous invitons une fois pour toutes nos collaborateurs réciproques à tenir pour avoué par l'un et par l'autre, ce que l'un des deux a proposé, et nous les prions instamment de ne jamais faire d'un défaut de formes très - insignifiant, le prétexte d'aucun retard ni d'aucune négligence.

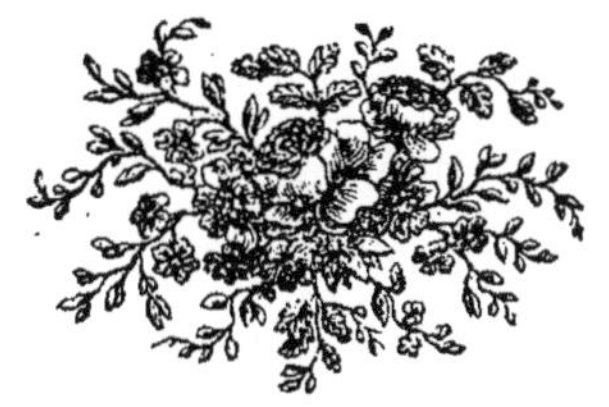

III. VUES PRATIQUES

ET THÉRAPEUTIQUES.

Dezon, médecin français à l'armée d'Italie, en 1734, 35 et 36, est cité dans l'écrit dont celui-ci est extrait, comme un auteur qui avoit bien étudié à l'école de Boerhaave, mais dont la pratique, conséquente à son æthiologie toute *inflammatoire* [1], se trouvoit en trop parfait rapport avec celle des médecins que le comique par excellence a voués au ridicule. Heureusement nos méthodes actuelles ne sont plus susceptibles de ce blâme, et celles qui dirigent la conduite des officiers de santé de la Grande-armée reconnoissent d'autres guides.

Huxham, Pringle, Monro et Meyserey, et celui que dans l'ordre chronologique il faut nommer après eux, Lorentz, médecin en chef de la dernière armée du Rhin, contiennent, sur les maladies qui

Doctrine surannée de Dezon.

Auteurs à consulter.

---

[1] Avis, page 40.

attaquent les troupes en Allemagne, des observations plus dignes d'être méditées par ceux qui suivent la même carrière.

Pringle n'est peut-être pas tout-à-fait exempt du reproche d'avoir employé la saignée dans beaucoup de maladies auxquelles nous nous garderions bien de l'adapter aujourd'hui. Mais à l'époque où ce grand médecin dirigeoit le service de santé de l'armée britannique, est-il probable que dans presque toute l'Europe l'usage de la saignée eût été si répandu, s'il eût présenté autant d'inconvéniens qu'il en entraîneroit aujourd'hui? C'est donc moins à raison du changement des æthiologies que de la dégénération des tempéramens, que souvent la doctrine de Brown doit avoir dans nos armées, comme dans la pratique civile, des applications plus fréquentes que celle de Boerhaave. C'est ainsi que la saignée fut presque toujours employée par Pringle dans les fièvres printanières, tandis que, dans la cure de ces maladies, nous avons aujourd'hui très-rarement besoin de faire exception pour la prescrire.

Nous pensons que l'écrit précieux de

Lorentz, sur les maladies des militaires français au-delà du Rhin, sera consulté avec plus d'avantage encore. [1]

La fièvre inflammatoire, si commune en Italie, est très-rare en Allemagne. Il importe à cet égard de ne pas s'en laisser imposer par les apparences. On a vu, au printemps dernier, des exemples de fièvre *larvée*. A l'hôpital militaire de Passau, presque toutes les maladies aiguës s'annonçoient par des symptômes qui simuloient l'inflammation dans le début : la face étoit rouge et turgescente, les yeux animés et proéminens, la langue fortement colorée, le pouls plein et fort. Mais bientôt le masque tomboit. Une prostration profonde accabloit le malade, ses traits s'altéroient, la couleur rouge devenoit livide; la langue ne tardoit pas à se dessécher, à se gercer, à prendre une teinte noire. Le pouls perdoit sensiblement de sa force, de sa fréquence et de sa plénitude. Une maladie putride ou maligne (adynamique ou ataxique, comme on dit

Fausses apparences d'inflammation.

---

[1] Morbi deterioris notæ Gallorum castra trans Rhenum infestantes. *Selestadii,* 1765.

aujourd'hui), ou la complication de l'une et de l'autre, ne pouvoient plus être méconnues ; c'est-à-dire, la fièvre des hôpitaux, des prisons, contre laquelle les acides, les spiritueux, le quinquina, sagement administrés, aidés quelquefois par les vésicatoires ont obtenu les plus heureux succès. La saignée n'eût compté que des victimes.

Promptitude et solidité des convalescences. Au temps où son emploi étoit beaucoup plus fréquent, nous voyons dans l'histoire des maladies, que les convalescences n'étoient jamais ni aussi promptes ni aussi prononcées que celles dont nous sommes redevables à une pratique beaucoup plus conforme aux lois de la raison et à l'économie animale. [1]

Traitement raisonné. Au reste, sans négliger un secours si souvent décisif dans les inflammations vraies, lorsque leur caractère est bien constaté, nos collaborateurs sauront, d'après leur propre expérience, ménager les forces de leurs malades pour favoriser la *coction,* sans laquelle il n'est pas de guérison solide. [2] Nous disons favori-

_____

1 Avis, page 42.
2 Pages 42 et 43.

ser, seconder, et non pas produire. Une sage expectation conduit à ce résultat heureux d'une manière plus directe que la méthode perpétuellement agissante et trop souvent perturbatrice, méthode qui rapproche des Dezon et des médecins de son temps une foule d'hommes qui se glorifient d'avoir secoué les préjugés de la doctrine d'alors, sans s'apercevoir que cette gloire est bien vaine lorsque la poly-pharmacie du commencement du dernier siècle n'a changé, entre leurs mains, que la nomenclature de ses moyens. Ils citent souvent *Bordeu*. Mais l'imitent-ils, cet homme à qui l'école de *Cos*, fermée après Duret et Baillou par les Stahliens et les Boerhaaviens, fut redevable d'être rouverte en France, où ce médecin, qui n'a obtenu justice que depuis sa mort, eût dû ramener pour toujours l'observance des sages préceptes d'Hippocrate sur l'expectation, les coctions et les crises. [1]

Théorie et pratique de Bordeu.

La dysenterie, si désastreuse dans les pays méridionaux, la dysenterie qui,

Dysenterie plus cruelle en Italie qu'en Allemagne.

---

[1] Avis, page 41.

dans les premières campagnes de la dernière guerre, fut si funeste aux armées des Pyrénées et à celles d'Italie, n'a pas fait sentir une si fatale influence à la Grande-armée. Quoique les causes qui ont coutume de la produire eussent existé l'automne dernier, la grande activité des troupes en a prévenu en quelque sorte les conséquences. On a observé peu de dysenteries. Le caractère n'en a pas été fâcheux, et dans presque tous nos hôpitaux la maladie a cédé à des moyens simples. Ces moyens ont été choisis parmi ceux dont il faut rappeler ici le souvenir, parce qu'il est impossible de se promettre d'être toujours aussi heureux.

Au commencement d'Août 1793, il fut répandu aux armées une feuille dans laquelle le Conseil de santé avoit tracé les *précautions relatives à la dysenterie dans les armées.*

— Précautions administratives et médicales.

Toutes celles que le Conseil de santé appeloit alors règles *de conduite administrative,* comme les précautions à prendre dans les camps pour leur salubrité, à l'hôpital pour l'exacte séparation des malades ; celles qui concernent les marches d'évacuations et les établissemens pour les convalescences, sont aujourd'hui très-connues, et par expérience, de la plupart de nos collaborateurs. Nous nous abstenons de les répéter, afin de nous ménager plus d'espace pour rappeler à leur souvenir des préceptes de *conduite médicale* [1] sur lesquels on ne sauroit trop insister.

Il faudroit des volumes pour concilier ce que des auteurs célèbres et des praticiens estimables ont écrit sur la dysenterie, parce qu'elle est susceptible de causes très-variées et très-multipliées, de nuances non moins diversifiées dans les symptômes que dans leur marche et dans la terminaison qui les suit, soit naturellement, soit en conséquence des secours de l'art, soit en dépit des moyens contraires, dont la nature sait triompher comme de la maladie elle-même.

La dysenterie purement inflammatoire est la moins commune : si elle est la plus douloureuse, son issue est plus prompte. Son traitement ne diffère pres-

Difficulté de concilier les opinions sur la dysenterie.

Dysenterie inflammatoire;

---

1 Avis, page 44.

qu'en rien des autres inflammatoires. Ici la saignée a un effet vraiment révulsif, comme l'a dit Sydenham ; et les antiphlogistiques y ont d'autant plus d'efficacité qu'ils ont l'avantage de pouvoir être appliqués immédiatement sur le siége même du mal.

— *sa rareté.* De nos jours et dans les camps, l'épidémie dysentérique offre rarement ce caractère ; mais celles qui l'auroient, le perdroient bientôt dans le séjour des hôpitaux.

Dysenterie mixte ; La dysenterie qui tient le milieu entre celle dont on vient de parler et celle dont nous nous occuperons ensuite, présente quelques symptômes inflammatoires ; mais ceux de plénitude et d'embarras des premières voies prédominent.

— *humorale.* Il faudroit de puissans motifs, tirés du pouls, de la force du sujet et de la violence de la douleur, pour employer la saignée. Soit qu'elle ait précédé, soit qu'on ait cru devoir s'en dispenser, le vomissement, procuré par l'ipécacuana, et même à plusieurs reprises, tant que la même indication et les signes de turgescence persistent, est un des

moyens dont l'efficacité est le moins con-
testée. Les délayans, les adoucissans,
corrigent insensiblement la nature des
déjections; celles-ci prennent la couleur
et la consistance requises : les douleurs
ont fait rémission; le sommeil a reparu.
Alors un purgatif bien placé achève la
cure , à laquelle des purgatifs donnés
pendant l'orgasme auroient apporté des
retards ou même des obstacles invinci-
bles, soit en déterminant d'une manière
assez *topique* l'inflammation et la gangrène, soit en favorisant la pertinacité
du cours de ventre. Celui-ci prend
alors un caractère *chronique* , dont la
durée et l'événement deviennent très-
équivoques.

Une troisième espèce de dysenterie, Dysenterie
plus commune aux armées , est celle maligne.
qui attaque les sujets ou naturellement
foibles ou épuisés par quelque cause
que ce puisse être. Ces malades deviennent sensibles, irritables, inquiets : le
découragement s'en empare : ils présentent l'aspect de la maigreur, de la prostration : ils semblent ne tenir à l'exis-
tence que par la sensation d'une soif

inextinguible, des tranchées qui les tourmentent, et de la fréquence des déjections qui les épuisent.

Horreur qu'inspire la maladie; intérêt qu'inspire le malade.

C'est dans ces circonstances que la médecine, dont le pouvoir n'égale pas les vœux, doit avoir au moins la sagesse d'éviter les reproches. Ici les moyens moraux sont la base de tout ce que l'art de consoler, de soulager ou de guérir, peut se promettre de ressources. Plus l'état des malades est fâcheux, plus il offense la délicatesse des sens de ceux qui leur doivent des soins; plus aussi l'intérêt qu'ils inspirent est pressant, plus l'humanité revendique impérieusement en leur faveur ses droits les plus sacrés. Alors les humeurs viciées deviennent un foyer qui tend toujours à pervertir les autres; mais les intestins vers lesquels ils affluent, et par la voie desquels doit s'en faire l'excrétion, sont menacés eux-mêmes de désorganisation. C'est donc sur eux qu'une partie des remèdes sera dirigée. Ceux-ci doivent être tels que l'organe lui-même ne souffre pas de l'application des moyens destinés, soit à corriger, soit à expulser les humeurs dépravées qui le macèrent ou le corrodent.

Appliquons à ces circonstances douloureuses le premier aphorisme d'Hippocrate : *C'est ici que l'occasion est pressante, le jugement difficile, et l'épreuve dangereuse. Ce n'est pas seulement de ses propres connoissances que le médecin doit prendre conseil; les dispositions du malade, celles des assistans, les circonstances même au milieu desquelles il se trouve, toutes les ressources du lieu et du moment doivent être mises à contribution pour le sauver du danger.* [1]

Les forces seront soutenues par de doux analeptiques, plus ou moins animés, rendus plus ou moins anti-septiques, selon que prédominent ou la prostration de forces ou la tendance à la dissolution putride. La crême de riz à l'eau et au sucre, aromatisée d'eau de fleurs d'orange; les acides végétaux, le vin; la thériaque à petite dose, mêlée quelquefois à l'ipécacuana; le quin-

Conseils d'Hippocrate.

Usages des analeptiques et des correctifs.

---

1 Hipp. aphor. 1, s. 1.

quina, le simarouba, et tous les moyens analogues à ceux-ci, sont employés et variés selon l'effet qu'ils produisent et qu'on a lieu d'en espérer d'après les observations dont chaque jour présente le résultat.

Les lavemens, soit calmans, soit détersifs et anti-septiques, sont prescrits selon les forces et les indications.

Correspondance de la peau avec les intestins. Dans ces extrémités fâcheuses, il convient de ne pas perdre de vue la correspondance de l'organe cutané avec les intestins. On connoît, depuis Hippocrate, leurs rapports, leur influence réciproque ; et l'on sait que, dans les maladies des intestins les plus désespérées, le rétablissement des fonctions de la peau a souvent arraché à la mort des victimes qui lui sembloient dévolues.

Avantages de la transpiration. L'exacte propreté rétablie sur toute l'habitude du corps, mais surtout aux extrémités inférieures ; de douces frictions sur l'abdomen, et des frictions plus décidées sur les bras, mais principalement sur les jambes et les cuisses, peuvent rappeler une transpiration sa-

lutaire. Indépendamment des diaphoré-
tiques dont l'usage est familier, s'il est
un moyen d'obtenir la révulsion avan-
tageuse qu'on se propose, c'est l'opium
manié par une main habile et exercée.
On a reproché à Sydenham d'avoir
abusé de ses parégoriques. Mais les
succès constans d'une longue pratique
ne déposent - ils pas en faveur de la
sienne ? A - t - on bien réfléchi à l'effet
subséquent d'un purgatif, celui d'atti-
rer toutes les humeurs vers le lieu sur
lequel il a exercé son action irritante ?
A - t - on bien calculé ensuite que cet
opium donné après la purgation, sous
le prétexte de *calmer l'irritation* produite par le séné , n'avoit réellement
d'autre but que de ramener à la peau
l'insensible transpiration que celui - ci
avoit déterminée vers les intestins. [1]

Une semblable idée n'a pas besoin de
commentaire. Cependant il convient d'a-
vertir nos collaborateurs que cette opinion n'a rien de commun avec le système
d'après lequel on voudroit faire considé-

Usage des opiatiques.

---

[1] Avis, pages 45, 46, 47, 48 et 49.

rer toutes les dysenteries des camps comme rhumatismales. Cependant Stoll lui-même, cité comme autorité par les partisans de cette doctrine qu'ils voudroient rendre exclusive ; Stoll, qui a écrit avec sagesse quelques observations sur une épidémie particulière dans laquelle il avoit cru reconnoître ce caractère, a répété plusieurs fois, dans son Traité de la Dysenterie, que c'est seulement de celle-là qu'il parle, et qu'il est loin de vouloir établir une doctrine sans exception. [1]

Au reste, relativement à l'opium, il faut ajouter que, si pour obtenir quelque succès dans la cure des maladies vénériennes, on a dû l'administrer dans son intégrité et doué de tous ses principes constitutifs ; dans l'occasion dont il s'agit, c'est la partie gommeuse extraite à l'eau froide et séparée de la résine dans laquelle réside la qualité vireuse particulière à ce suc [2], c'est cette partie

---

1 Stoll, de nat. et ind. dys. pag. 131. Ration. med. part. 3.

2 Bucquet, *Mém. de la société R. de méd.* t. 1, p. 399.

gommeuse à laquelle est dû l'effet diapho-
rétique dont l'avantage est constaté par
de nombreuses observations.

Degner, Zimmermann, Pringle, Monro et presque tous ceux qui ont traité de
la dysenterie, ont fait mention des bons
effets de l'opium. Ramazzini lui attribue
de grands succès dans l'épidémie qui eut
lieu aux environs de Modène en 1693.
Il remarque qu'elle avoit succédé à une
fièvre pétéchiale. [1] Lorentz, dans l'ouvrage dont nous avons parlé, cite les
heureux effets du laudanum dans les dysenteries qui avoient régné à l'armée du
Rhin en 1757. [2]

Les médecins qui avoient précédé ceux-
ci, eurent, avec une théorie analogue aux
principes de leur temps, une pratique
tendant au même but. Graaf, Boutekœ
et Müller, persuadés que la cause de
ces affections consistoit dans un acide
volatil, corrosif, effréné et *réalgarin*, re-
couroient, pour le *dompter*, le *briser*,
l'annihiler, aux sels volatils, parce qu'ils

Théories
surannées.

---

1 Ramazz. constit. urb. 1693, n.º 33.
2 Morb. det. nat. cap. 5, de dysent.

étoient propres à chasser le mal par les pores. [1]

Cours de ventre plus rebelles que la dysenterie.

Peut-être l'opiniâtreté des cours de ventre, dans les saisons froides et pluvieuses, tient-elle au défaut de transpiration, tandis qu'on a remarqué que les épidémies dysentériques qui reconnoissent pour causes la chaleur et la sécheresse de l'air, ont une terminaison plus prompte et sont moins sujettes à dégénérer. C'est ainsi que Ramazzini observa que les cours de ventre dans l'épidémie rurale de 1690 avoient été plus dangereux et plus rebelles que la véritable dysenterie dont ils avoient été précédés. [2] Il en fut de même à l'armée d'Italie en 1734. [3]

A la Grande-armée, si la dysenterie s'est présentée rarement, les cours de ventre ont été plus fréquens, et ces diarrhées étoient tantôt primitives tantôt consécutives. Dans le premier cas la diarrhée débutoit ordinairement par des symptô-

---

1 Ramazz. de morb. castr.

2 Ramazz. const. urb.

3 Dezon, l. 8, page 219.

mes muqueux et devenoit bientôt colliquative. Dans le second, elle se manifestoit vers la fin des fièvres muqueuses ou pituiteuses. Elle prenoit assez souvent, comme la primitive, le caractère colliquatif. L'une et l'autre ont fait des victimes. Les moyens de cure ou de soulagement ont été, l'eau de riz vineuse et édulcorée, la décoction blanche, la solution de gomme arabique, le vin sucré, le simarouba, la rhubarbe à petites doses, l'opium, le quinquina. Ces remèdes, employés selon les indications, ont eu, sur la majorité des malades, le succès qu'on en devoit attendre ; mais ces moyens, même les plus énergiques, ont été infructueux lorsque la foiblesse idiopathique ou le commencement de marasme avoient fait prévoir d'avance combien peu de ressources offroient ces malades.

Moyens employés, quelquefois sans succès.

Dans les fièvres humorales et dans celles dont la prostration de forces étoit le signe le plus marqué, Lancisi lui-même, qui pratiquoit dans un pays chaud, ne saignoit point. Après avoir dégagé les premières voies, il insistoit sur les toniques.

Fièvres humorales.

les vésicatoires, et vers la fin il donnoit un peu de quinquina comme stomachique.

On a dit que les causes les plus évidentes de la prostration nerveuse, qui est le caractère principal de toutes les fièvres pernicieuses, étoit la chaleur de l'air, jointe à l'humidité du sol. [1] D'après cela, il sembleroit naturel que les troupes en eussent été exemptes en Allemagne, surtout après un été d'une température aussi modérée que celui qui vient d'avoir lieu. Mais au milieu des grands rassemblemens, surtout dans les hôpitaux, les deux conditions énoncées ne se trouvent-elles pas presque toujours et nécessairement réunies ? C'est pour cela que, toutes les fois qu'il y a affluence et que les précautions propres à renouveler l'air sont négligées ou impossibles, les fièvres simples pour lesquelles le soldat a été envoyé à l'hôpital, y prennent si souvent, non pas seulement le caractère d'humorales, mais celui de bilieuses, de gastriques.

Lorsque celles-ci sont accompagnées de

Dégénérescence des fièvres simples.

---

1 Avis, page 51.

signes non équivoques de turgescence,
l'émétique, donné dès le commencement,
opère la soustraction nécessaire des matières qui surchargeoient les premières
voies. En dégageant l'organe du poids in-
commode qui l'oppressoit, ce remède fa-
vorise encore les efforts salutaires de la
fièvre qui tendent à la coction ; il dispose à des évacuations, soit spontanées,
soit artificielles, qui terminent la guérison. Il n'est pas de praticien exercé, surtout dans les hôpitaux d'armée, qui ne
sache que le succès dont on peut se flat-
ter dans ces maladies, tient à l'opportu-
nité avec laquelle l'occasion de placer
l'émétique dans les commencemens a pu
être saisie. Les acides et les moyens secondaires, employés dans le cours de la maladie, contribuent sans doute à corriger
les humeurs ; ils contribuent à relever les
forces : mais c'est l'émétique qui a porté
le coup décisif.

A la Grande-armée on a eu infiniment
à se louer de cette manière de faire. Dans
les fièvres gastro-adynamiques (ci-devant
bilioso-putrides), quoiqu'elles fussent
pour l'ordinaire accompagnées de symp-

Utilité
de l'émétique;

tômes assez graves, on a eu le bonheur de guérir les dix-neuf vingtièmes des malades. Après la secousse salutaire communiquée à tout le système par l'émétique ou par une infusion de tamarins émétisée, on remédioit à l'adynamie par le vin généreux à grandes doses, les bols de camphre et de nitre, les potions camphrées alcoolisées, les fortes infusions de quinquina. Celle de serpentaire a produit quelquefois de bons effets. Les vésicatoires ont souvent tiré des malades d'une prostration qui sembloit mortelle.

Le mot *malignité*, auquel on substitue de nos jours celui d'*ataxie* renouvelé des Grecs, a été, comme l'a avancé le docte et sage Sydenham, plus funeste au genre humain que l'invention de la poudre à canon, alors surtout que le premier de ces mots étoit pris dans le sens des qualités occultes, ainsi que l'étoient les innombrables alexitères spécifiquement adaptés à chaque genre de malignité.

Morton est le premier qui a reconnu, sous le masque de diverses maladies imposantes, le caractère *altéré* de fièvre intermittente. C'est lui qui, réduisant à des idées plus claires ce qu'avoient entrevu Mercatus, Sennert, Mercurial, Saxonia et Rivière, a ouvert à l'immortel Torti la carrière que celui-ci a parcourue d'une manière si éclatante, mais en annonçant modestement que Morton lui en avoit frayé la route. [1]

Le caractère pernicieux dans ces fièvres connues sous le nom de *malignes*, de *sub-intrantes*, de fièvres d'*hôpital*, des *prisons*, et aujourd'hui sous la dénomination commune d'*ataxiques*, consiste principalement dans la modération des premiers symptômes, comparés au danger qui leur succède bientôt. [2] Des excrétions copieuses, et qu'aucune coction n'a précédées, annoncent la foiblesse du sujet, la longueur de la maladie ou la difficulté de la guérison. Elles ont été parfaitement décrites par Selle sous le nom d'*atactœ*. Il faut convenir cependant qu'elles se compliquent quelquefois, que leurs symptômes même se confondent avec ceux des adynamiques très-intenses, et qu'il n'est

---

1 Torti, de febr. pernic.

2 Torti, de feb. pernic. lib. 3, cap. 1.

pas toujours très - facile d'établir entre elles une ligne de démarcation bien tranchée. [1] De toutes ces fièvres celle qui a décidément la nature de *subintrante*, est l'une des plus communes et des plus dangereuses : c'est celle qui, ayant débuté comme une intermittente, devient continue sans cependant en avoir le caractère ; car les redoublemens ne sont autre chose que des *accès subséquens* qui commencent avant que le précédent ait cessé, de manière que le malade n'est jamais sans fièvre. [2]

Dans cette espèce, ne vous flattez ni de l'espoir d'une coction, comme dans les continues, ni de l'avantage de la crise spéciale de chaque paroxisme, comme il arrive dans les intermittentes régulières. Celles-ci sont évidemment salutaires et dépuratoires ; il faut les considérer plutôt comme le remède que comme le mal. Dans les subintrantes, au contraire, tout tend à la dissolution, à la désorganisation ; tout conspire à jeter le malade

Subintrante;

—ses dangers;

1 Torti, lib. 1 , cap. 3.

2 *Ibid.* lib. 5 , cap. 3.

dans un état de plus en plus pressant et dangereux. [1]

Au commencement de la maladie, le pouls y est concentré, petit, déprimé, quelquefois même plus lent que dans l'état naturel. Dans les progrès, le pouls ne se développe jamais complétement; il reste non-critique, très-variable, plus ou moins *tremblant*, selon l'expression d'Hippocrate : en un mot, il n'y a rien de fixe ni de déterminé dans la marche du pouls de la fièvre maligne, et il doit inspirer d'autant plus de crainte qu'il paroît plus naturel ou plus critique. [2]

Dans les fièvres de ce genre, comme dans les intermittentes *comateuses* et en général dans toutes celles connues sous le nom de *mali moris*, ce n'est plus le rôle de spectateur de la maladie ni de ministre de la nature qui convient au médecin; il doit s'emparer des fonctions d'arbitre. [3]

Les maladies régulières sont susceptibles, ou d'expectation, ou d'une marche

---

1 Avis, page 54.

2 Bordeu, *Rech. sur le pouls*, tom. 1, chap. 30.

3 Torti, lib. 4, cap. 5.

méthodique dans les moyens. Ici, comme
il n'est aucun espoir de voir la maladie
se juger, il est instant que le médecin la
juge [1]; et si jamais remède mérita le nom
de *spécifique*, le quinquina doit l'obtenir
dans ces circonstances. Il faut donc le
donner promptement et à forte dose,
—du quinqui-na à forte dose; c'est-à-dire, de six gros, et répété deux
fois dans l'intervalle entre la légère rémis-
sion d'un accès et l'approche d'un autre.
Il le faut sans s'occuper des contre-in-
dications, parce que tous les accidens
secondaires cèdent à l'action apyrétique
du remède. [2]

— sous la forme la plus simple; Les formes sous lesquelles on adminis-
tre le quinquina dans d'autres fièvres, la
dose à laquelle on le prescrit, varient à
l'infini, et peuvent être arbitraires. Dans
celle-ci, Morton, Sydenham, Werloff et
Torti, s'accordent à vouloir qu'il soit

---

1 Torti, lib. 4, cap. 5.

2 Torti, lib. 2, cap. 8, n.° 8. — Sarcone, istoria ra-
gionata de' mali osservati in Napoli. — Cleghorn, observations on the epidemical diseases in Minorca. — Beau-
mes, *mémoire sur l'usage du quinquina dans les fièvres
rémittentes.*

donné en substance et sous la forme la plus simple. [1]

Depuis que cette pratique est plus répandue, ses succès l'ont encore accréditée. Lorsque nos collaborateurs seront dans le cas d'en faire usage, nous avons la ferme confiance qu'ils éviteront le double reproche fait par Torti aux officiers de santé qui à la fin de l'avant-dernier siècle avoient accompagné les troupes françaises en Italie. Il leur impute d'avoir rendu très-opiniâtres des fièvres intermittentes simples, pour lesquelles ils prodiguèrent le quinquina, tandis qu'ils n'avoient osé en prescrire dans les fièvres pernicieuses; de sorte que leur réserve eut encore des suites plus funestes que l'imprudence avec laquelle ils avoient employé le quinquina dans les fièvres du printemps et du commencement de l'été, comme si elles ne se servoient pas communément de remède à elles-mêmes. [2]

Si les fièvres intermittentes régulières

— usage et abus de ce remède.

---

1 Torti, lib. 1, cap. 7.
2 Torti, lib. 4, cap. 5.

cèdent souvent aux évacuations naturelles ou artificielles, l'expérience a démontré, surtout lorsqu'on a eu recours au quinquina, qu'on ne revient pas aux évacuans sans rappeler les accès.

En général les fébrifuges proprement dits ne sont pas des évacuans. Il est facile de s'en convaincre en parcourant la longue série des remèdes employés sous ce titre avant la découverte du quinquina, en y comprenant même les moyens superstitieux, tels que les amulettes. [1] Il n'est pas surprenant que des remèdes d'une nature si opposée produisent des effets si différens.

Mais aussi la réflexion, de concert avec l'expérience, indique-t-elle que, plus les fièvres se rapprochent du caractère des continentes et des synoques, plus les évacuans leur conviennent, moins le quinquina y auroit de succès; tandis qu'il en a toujours un plus décidé dans les affections qui tiennent au caractère rémittent, intermittent, comateux, enfin dans toutes les fièvres qu'on appelle pernicieuses. [2]

---

1 Torti, lib. 1, cap. 3.

2 *Ibid.* lib. 5, cap. 2 et 4.

Les avantages du quinquina et des vé- sicatoires sont aujourd'hui trop connus pour qu'on puisse hésiter dans la prompte application de ces moyens victorieux. La cause disposante et déterminante de ces fièvres, leur signe pathognomonique, leur symptôme le plus effrayant, étant la prostration des forces, tout ce qui peut concourir, tant à l'extérieur qu'à l'intérieur, à relever les systèmes, de l'affaissement où ils sont, doit produire un effet salutaire.

Torti que nous avons si souvent cité, et Baglivi qu'on ne sauroit citer trop souvent, n'ont rien laissé à désirer, l'un sur les avantages et les désavantages du quinquina, l'autre sur l'usage et l'abus des vésicatoires. Ceux-ci conviennent dans tous les cas où il est nécessaire de fondre, d'atténuer, de détourner ou d'exciter. [1] Quant à l'écorce du Pérou, elle se recommande par ses succès, qu'il est plus facile d'admirer que d'expliquer, ainsi que Ramazzini l'a dit avec autant d'élégance que de modestie. [2]

Le quinquina, selon ce célèbre obser-

---

1. Bagl. de usu et abus. vesic. ad calc.
2. Ramazz. de abusu kin. ep. page 150.

vateur, réussit moins bien dans les constitutions froides et humides. [1] Sans doute Ramazzini avoit eu lieu de l'observer en 1691; mais ce passage, qui fut cité sans restriction en l'an 4, ne peut être admis d'après l'expérience que nous avons eue dans le cours de cette année. Il seroit superflu de détailler les motifs qui doivent rendre l'usage du quinquina précieux dans les constitutions qui comportent relâchement. Mais il faut répéter, d'une manière encore plus absolue, la vérité que Ramazzini énonce immédiatement après : c'est que les succès de ce remède sont bien plus assurés chez ceux qui vivent sobrement et qui s'exercent, parce que, s'il reste quelque chose de la maladie, l'exercice l'entraîne par les sueurs. [2]

L'obstruction des viscères a été trop souvent la suite des fièvres intermittentes imprudemment *coupées*, pour se servir de l'expression vulgaire, et il est trop heureux alors que la nature, en rappelant

Conditions opportunes à l'usage du quinquina.

Fièvresimprudemment coupées.

---

1 Ramazz. commen. ep. 1691.

2 Ramazz. *Ibid.*

les accès, redouble d'efforts pour se dé-
barrasser des premiers obstacles, et de
ceux qu'a ajoutés une pratique si contraire à son vœu. [1]

Les livres de médecine et la tradition
sont également inépuisables sur les exemples, tant funestes qu'heureux, relatifs
au quinquina. Si Willis l'appelle une
médecine trompeuse [2], Morton n'hésite
pas de dire que l'arbre qui le produit
est le véritable *arbre de vie.* [3] Mais ceux
qui se plaignent de ses mauvais effets,
l'ont-ils toujours administré avec les précautions et dans les circonstances convenables? sont-ils bien assurés de n'avoir
employé que de vrai *quinquina,* depuis
surtout qu'il est devenu aussi rare?

Nous pensons que dans les *fièvres per-*
nicieuses cette écorce seroit difficilement
remplacée par ses succédanées; mais que,
dans une infinité d'autres cas, il est en
France et dans le reste de l'Europe beaucoup d'indigènes qui, dans l'usage externe

---

1 Avis, page 59.

2 Willis, de febrib. c. 6,

3 Morton, pyretol.

surtout, pourroient lui être substitués
avec un grand degré d'utilité. Inefficaces
dans les fièvres pernicieuses, ces indigènes suffisent dans le traitement des
intermittentes ordinaires. L'expérience
dépose tous les jours en faveur de l'ab-
synthe et de la camomille romaine, de la
petite centaurée, de la germandrée, de
la gentiane, etc.

Quant aux écorces de chêne, de frêne,
des saules, du cerisier, l'espoir donné
par les expériences de M. Seguin et con-
firmé par le suffrage de M. Fourcroy dans
l'article que nous avons déjà cité, relativement au tannin, augmente le nôtre.

— recommandation relative à sa rareté. D'ailleurs l'extrême rareté du vrai
quinquina, sa cherté, qui ne tend qu'à
augmenter par les difficultés du com-
merce, nous engagent à recommander
une grande réserve à nos collaborateurs.
C'est en n'abusant pas de cette ressource,
dans les cas où la substitution est tolé-
rable, qu'ils se ménagent la satisfaction
de l'obtenir dans les occasions où le quinquina de première qualité est décidément nécessaire.

Dans les avis destinés à l'armée d'Italie,

on n'avoit pas dû parler de la fièvre muqueuse qui en Allemagne rappelle si fréquemment à son souvenir. Cette maladie, si bien décrite par Wagler, Rœderer, Sarcone, n'a pas épargné les militaires de la Grande-armée. Persuadés qu'elle dépend de l'atonie des membranes du canal intestinal, ceux qui ont été chargés de la guérir l'ont fait en employant d'abord quelques laxatifs légèrement stimulans, auxquels ils ont fait succéder l'usage des toniques et du vin généreux. Cependant ils n'ont pas toujours été assez heureux pour prévenir les diarrhées colliquatives, l'anasarque, l'ascite, auxquelles les malades ont succombé.

Nous avons déjà insisté sur l'utilité de la transpiration. Nous croyons devoir la rappeler encore, en répétant que si, dans les pays où elle est habituellement plus abondante, la suppression est aussi plus nuisible[1], il n'en est aucun où, lorsqu'elle est entretenue d'une manière modérée, elle ne forme la crise de beaucoup de maladies aiguës : souvent elle sert de

---

1 Alpi, de med. Ægypt. lib. 1, cap. 18.

remède à des affections chroniques; au moins ne peut-on se dissimuler qu'elle ne contribue puissamment à en prévenir les effets ultérieurs.

C'est ainsi qu'il en est des maladies vénériennes, ou de ces affections considérées comme reliquats d'ancien vice syphilitique. [1]

Traitement de la gale ajourné en Italie;

Au commencement d'un été, il fut possible de conseiller à une armée qui entroit en Italie et dont les opérations exigeoient une grande célérité, d'ajourner le traitement de la gale répandue sur un très-grand nombre de sujets. La saison et le climat, la facilité de la sécrétion et de l'excrétion transpiratoire, autorisoient le conseil, et l'ajournement ne pouvoit être de longue durée puisqu'il devoit cesser à l'époque des victoires.

— n'a pas dû l'être en Allemagne.

A la Grande-armée elles ont été si promptes, que par les soins des officiers de santé des régimens les gales simples ont bientôt disparu, et que les gales compliquées, qui ont exigé dans les hôpitaux un traitement méthodique, ont cédé à

____

[1] Avis, pag. 60.

celui qui leur a été adapté. Les plus graves ont été celles que des frictions antérieures, employées trop brusquement et sans précautions par les soldats eux-mêmes, avoient répercutées en affectant la poitrine. Lorsqu'on a été assez heureux pour découvrir la cause de ces affections, dont les apparences en imposent si souvent, les moyens connus de rappeler à la peau ont été mis en usage, et parmi eux les analeptiques n'ont pas été oubliés, parce que presque tous les sujets qui en étoient atteints, présentoient une grande foiblesse et un commencement de marasme.

Nous recommandons à nos collaborateurs de suivre avec exactitude les instructions données à diverses époques, pour ne pas surcharger les hôpitaux de gales simples, qui peuvent et doivent être guéries sans que celui qui en est affecté quitte ses drapeaux. Mais nous les exhortons, dans les cas douteux, à préférer l'hôpital, parce que la véritable économie pour le gouvernement est celle qui épargne les hommes.

Nous professons la même doctrine relativement aux maladies vénériennes, à l'avantage de traiter dans les corps toutes celles qui sont légères et de ne pas hésiter d'envoyer aux hôpitaux tout ce qui est susceptible d'un traitement plus sérieux.

Nous remarquons seulement que les mercuriaux, au sujet desquels on avoit dû recommander une grande réserve dans les pays méridionaux, sont moins dangereux dans les contrées du Nord, et que les grandes règles de leur administration y exigent bien moins d'exceptions.

Un des motifs qui doivent engager à préférer les hôpitaux pour tous les cas de maladies vénériennes ou psoriques qui présentent quelque gravité, c'est qu'il est plus facile de s'y procurer des bains : nous disons plus facile, et nous formons des vœux pour que ce secours essentiel puisse être mis en usage plus souvent qu'il n'a été possible de le faire dans la campagne dernière.

Dans les affections scorbutiques qui pourroient survenir, il est bien évident que l'usage des acides végétaux, recommandés pour l'Italie, devroit, en Allemagne, le céder à celui des crucifères et des anti-scorbutiques analogues. Le raifort, dont l'usage y est si familier, se trouve répandu avec une abondance qui n'apportera jamais le moindre obstacle aux avantages qu'il offre.

Les épidémies, les maladies internes les plus graves, peuvent être prévues et jusqu'à un certain point prévenues. Mais le sort des combats et des batailles a des chances plus inégales que les constitutions atmosphériques : aussi les terribles accidens qui sont du ressort de la chirurgie, et, de la chirurgie militaire surtout, se trouvent-ils hors de la même sphère de prévoyance. Quoique souvent un très-grand nombre de blessés offre à la fois le spectacle de la douleur et celui d'un danger imminent, la prudence n'a pu qu'accumuler ses moyens pour satisfaire à l'urgence ; elle n'a pu que les diriger sur les divers points où la présomption du besoin doit les faire disposer. Mais la prodigieuse variété des accidens ne comporte pas de règles générales de conduite. C'est à ceux qui ont mérité la confiance de leurs chefs à invoquer le secours de leurs lumières, à s'aider des conseils de leur expérience, et à seconder leur zèle par cette activité que rien ne remplace lorsque le danger commande et que les moindres délais, entraînés par des *cunctations* hors de place, compromettroient la vie des hommes prête à s'échapper.

Ambulances abondamment pourvues de tous les secours.

Des ambulances adoptées ou créées par M. l'Intendant-général, pourvues de tous les secours essentiels sur le champ de bataille même, offrent au chef de la chirurgie qui a choisi ses premiers collaborateurs et qui leur a donné des aides aussi actifs qu'intelligens, l'espoir d'un service qui ne laissera rien à désirer, rien au moins de ce qu'il est humainement possible de se promettre dans des circonstances aussi pressantes. Puissent les militaires se persuader que le désir de leur être utile et de leur prouver le prix qu'on attache à leur noble dévouement, ne le cède en rien à l'ardeur qui les anime pour la gloire de l'Empereur et le bien de la patrie!

Tétanos.

Dans la famille si terrible et si prothéiforme des névroses, le tétanos, et principalement celui dont les causes sont traumatiques, est l'un des écueils contre les-

quels l'art de guérir n'a pas encore été
assez heureux pour asseoir un traitement
déterminé. L'excellent précis de notre
collègue Heurteloup abonde en maté-
riaux précieux ; mais, en donnant la préférence aux calmans, à l'opium, au musc,
cet habile praticien ne dissimule pas que
son expérience n'a pas déposé en faveur
des succès qu'il désireroit qu'on en ob-
tînt. L'emploi des autres moyens puisés — Son traite-
dans les auteurs que M.ᵉ Heurteloup a ment n'a pas
encore de ba-
compulsés, n'a pas mieux réussi. Depuis ses fixes.
l'époque de son écrit, on a publié quelques observations qui semblent constater
que les frictions mercurielles ont guéri
des tétanos que les bains froids et tièdes
avoient également aggravés, et contre lesquels l'opium et le musc n'avoient pas
eu plus d'efficacité.

A cet égard, nous sommes encore mal-
heureusement réduits à la triste certitude d'un pronostic mortel, lorsque les
premières annonces du mal n'ont pas
promptement disparu.

Multiplions nos efforts pour découvrir — Vœux et
le véritable point de contact entre ce recommanda-
tions à cet
terrible symptôme et les remèdes qu'on égard.

peut ou qu'on pourra lui opposer. Mais le plus grand service à rendre à ceux qui en sont menacés, c'est de le prévenir à temps par la juste appréciation et l'emploi prompt et judicieux des moyens physiques et moraux adaptés à l'idiopathie. C'est ici qu'il faut se ressouvenir du précepte, *Principiis obsta.*

Gangrène :

Outre les acides végétaux, le camphre, le quinquina, qu'on a coutume d'employer avec succès contre la gangrène, l'acide muriatique oxigéné pourroit être un remède héroïque, et dans les cas extrêmes, l'inconvénient qu'il a d'exciter la toux ne seroit pas compté pour une contre-indication.

— divers moyens à y adapter.

Nous devons rappeler que des expériences heureuses ont prouvé l'utilité de l'ortie-grièche (*urtica urens*, monæcia tetandria), pilée à froid avec le sel marin et l'eau-de-vie, appliquée à nu sous forme de cataplasme. On a cru reconnoître que ce topique n'a pas eu, dans les gangrènes scorbutiques, le même succès que dans celles de cause vénérienne.[1]

---

1. Avis, pages 61, 62.

L'acide muriatique sur-oxigéné, employé avec prudence, réussiroit également dans les unes et dans les autres.

Nous eussions pu placer dans la partie d'hygiène le conseil des fumigations anti-septiques, dont la découverte est due à M. de Morveau. Malheur aux habitations quelconques et aux hôpitaux où l'usage de cette pratique deviendroit nécessaire! Une grande vigilance relative à la propreté, l'exécution des réglemens en ce qui concerne la température et le fréquent renouvellement de l'air, doivent l'y rendre inutile. Mais nous n'avons jamais négligé ces fumigations, lorsque, par l'effet de quelque cause que ce soit (et les prisonniers russes ont été la plus fatale), l'air a manqué ou a été menacé de manquer des propriétés qui le rendent respirable. Fumigations anti-septiques.

Les pharmaciens en chef des divers corps ont souvent présidé à ces opérations, lorsqu'elles ont été jugées convenables, et l'on ne sauroit donner trop d'éloges à l'intelligence et à l'empressement avec lequel elles ont été exécutées par leurs collaborateurs. Il résulte de — celles de gaz acide muriatique sur-oxigené préférables aux nitriques.

ces expériences, que les fumigations répétées de gaz acide muriatique sur-oxygéné sont bien préférables aux fumigations nitriques : car Michael Smith, qui les conseille, a mal-adroitement dénaturé l'inappréciable procédé du savant chymiste françois.

L'une des conditions qui contribuent le plus à la salubrité qu'il est si essentiel d'entretenir dans les salles de malades, c'est le fréquent renouvellement du linge qui a perdu la propreté, et celui des couvertures, enfin l'entretien de tout ce qui est à l'usage des malades.

Flattons-nous que le désir de conserver les fournitures n'ira plus jusqu'à craindre de les employer, ou au moins jusqu'à les réserver pour les occasions éventuelles du lendemain, lorsque les besoins du jour ne devroient pas permettre le moindre retard. Le sage parti qu'a pris M. l'Intendant général de faire fournir abondamment à chaque corps de la Grande-armée tous les secours pour leurs malades, rapprochera davantage les moyens des besoins, et des autorités immédiates qui en prescriront et en surveilleront l'emploi. Nous ne craignons pas d'assurer nos collaborateurs, que s'ils ont eu quelquefois des regrets à exprimer dans la dernière campagne, celle-ci leur présente la perspective de ne voir leurs malades privés d'aucun des secours que l'humanité et la reconnoissance leur doivent.

Encore un mot sur une classe d'hommes qui devroit concourir plus avantageusement qu'elle ne le fait au service des malades et blessés. Nous voulons parler des infirmiers. Les ordres que l'Empereur avoit donnés l'année dernière pour en former à Bergue un dépôt qu'on auroit en quelque sorte enrégimenté, n'a pas eu les suites qu'on s'en étoit promises, de sorte que quelques bons sujets se sont trouvés mêlés à des individus ramassés au hasard, et l'on ne sait que trop combien l'exemple du vice a plus d'imitateurs que la vertu ne fait de prosélytes. L'archiduc Charles paroît vouloir former un corps d'infirmiers militaires, à l'instar du projet qu'en avoit eu l'Empereur des Français.

Formons des vœux pour que notre

service mérite, pour son objet même, de fixer l'attention de Sa Majesté impériale et royale. En compliquant le service de santé, sous prétexte de le simplifier; en augmentant ses dépenses, avec l'intention de les diminuer; en le détériorant enfin par le vœu même de le perfectionner, on l'a amené au point de plusieurs institutions modernes, que la grande puissance n'a voulu améliorer qu'en les rendant au point d'où les novateurs étoient partis.

Des objets d'une plus haute importance doivent faire ajourner l'exécution de nos vœux. Encore quelques momens.... Lorsque l'aveu fait à Vienne, *nil ortum tale,* aura été suivi à Berlin de celui, *nil oriturum aliàs,* tous les intérêts étrangers se trouveront absorbés par l'intérêt de toutes les perfections dont la France est susceptible.

Au quartier général de la Grande-armée, le 1.ᵉʳ Octobre 1806.

COSTE, PERCY.

www.ingramcontent.com/pod-product-compliance
Ingram Content Group UK Ltd.
Pitfield, Milton Keynes, MK11 3LW, UK
UKHW022042170726
13837UKWH00002B/732